DE L'ÉTAT DE LA SCIENCE

DANS LA QUESTION DES

MALADIES INFECTIEUSES

FERMENTATION, PARASITISME

PAR

LE DOCTEUR PICOT

ANCIEN INTERNE PROVISOIRE DES HOPITAUX DE STRASBOURG,
LAURÉAT DE L'ÉCOLE DE MÉDECINE DE NANCY,
PROFESSEUR LIBRE D'HISTOLOGIE,
SECRÉTAIRE-GÉNÉRAL DE LA SOCIÉTÉ MÉDICALE D'INDRE-ET-LOIRE.

PARIS
GERMER BAILLIÈRE, LIBRAIRE-ÉDITEUR,
17, Rue de l'École-de-Médecine.
1872

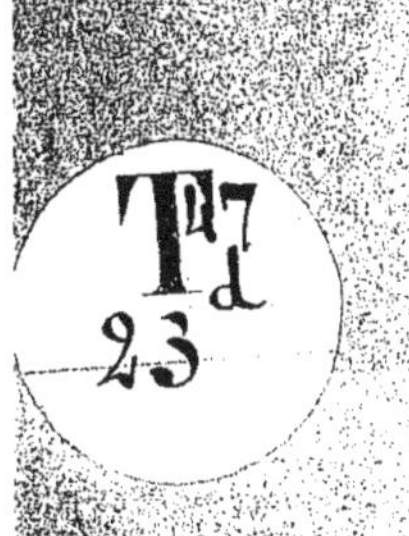

DE L'ÉTAT DE LA SCIENCE

DANS LA QUESTION

DES MALADIES INFECTIEUSES

FERMENTATION, PARASITISME

DE L'ÉTAT DE LA SCIENCE

DANS LA QUESTION DES

MALADIES INFECTIEUSES

FERMENTATION, PARASITISME

PAR

LE DOCTEUR PICOT

ANCIEN INTERNE PROVISOIRE DES HOPITAUX DE STRASBOURG,
LAURÉAT DE L'ÉCOLE DE MÉDECINE DE NANCY,
PROFESSEUR LIBRE D'HISTOLOGIE,
SECRÉTAIRE-GÉNÉRAL DE LA SOCIÉTÉ MÉDICALE D'INDRE-ET-LOIRE.

PARIS
GERMER BAILLIÈRE, LIBRAIRE-ÉDITEUR,
17, Rue de l'École-de-Médecine.
1872

DE L'ÉTAT DE LA SCIENCE

DANS LA QUESTION DES

MALADIES INFECTIEUSES

FERMENTATION, PARASITISME

INTRODUCTION

Si l'on s'en tenait à la signification qu'avait le mot *infection* pour les anciens auteurs, le cadre des maladies infectieuses serait relativement restreint. En effet, on désignait autrefois par ce terme un mode spécial de causalité morbide. Les maladies dites infectieuses avaient ceci de particulier qu'elles reconnaissaient pour cause la pénétration dans l'organisme de produits ayant subi une certaine décomposition putride. Les agents infectieux étaient des substances dues soit à la décomposition des matières végétales (infections marécageuses) soit à celle des matières animales (infection septique). Tantôt c'était l'air qui transportait le principe infectieux, tantôt celui-ci pénétrait l'organisme à travers une solution de continuité (infection miasmatique, infection par inoculation), d'autres fois c'était le sujet atteint qui avait lui-même fourni les matériaux de sa propre infection en absorbant des produits qui auraient dû être éliminés, (infections bilieuse, urinaire, purulente). De plus le mot infection était pour ainsi dire en opposition avec le mot *contagion* et ordinairement l'on admettait que les maladies infectieuses n'étaient pas contagieuses. Bouillaud dans son *Traité de Nosographie médicale* est un des premiers qui ait donné au mot infection une signification plus large. Pour lui ce terme doit être considéré comme l'analogue du mot empoisonnement, avec cette réserve toute fois qu'ici le poison nous est inconnu dans son essence intime; aussi considère-t-il comme infectieuses toutes les maladies qui revêtent le cachet d'empoisonnement quel que soit du reste le mode de pénétration du principe actif dans l'organisme. En employant ici la dénomination de maladie infectieuse je me place dans la voie suivie par Bouillaud, et je désigne sous ce titre toutes les maladies générales, *totius substantiæ*, qui se développent dans l'organisme à la suite de l'introduction dans son sein d'un principe particulier qui est la cause productrice de la maladie, et dont l'action semble se porter plus spécialement sur le sang lui-même, dont il altère plus ou moins rapidement la constitution, que ce principe soit désigné sous l'un ou sous l'autre des noms suivants : effluves, miasmes, virus, venin. Il résulte donc de là que la dénomination d'infection que j'emploie doit être considérée comme s'appliquant non plus à un caractère étiologique particulier, mais bien à la nature même de la maladie. Le caractère étiologique du reste, de nos jours, ne pourrait plus suffire, puisqu'il ferait ranger dans une même catégorie des affections on ne peut plus dissemblables. La classe des maladies contagieuses en est un exemple.

En adoptant cette manière de penser, on voit que très-nombreuses sont les maladies infectieuses. Dans cette classe d'affections rentrent, en effet, les maladies effluviques et miasmatiques : fièvres intermittentes, choléra, fièvre jaune, peste, les typhus divers, la septicémie et l'infection purulente les maladies virulentes ; se transmettant de l'homme à l'homme ou des animaux à l'homme (*zoönoses*) : morve, charbon, variole, scarlatine, syphilis, etc., etc ; enfin les maladies déterminées par l'absorption des venins. Toutes ces affections, en effet, ont ce caractère commun de porter plus particulièrement leur action sur le sang lui-même, et d'y déterminer des altérations de ses éléments morphologiques ou non, qui à leur tour, ont un retentissement considérable sur l'ensemble de l'organisme.

Depuis quelques années, l'attention du monde médical est portée d'une manière constante vers les affections dont il s'agit. Des travaux considérables ont été faits, et l'étude des maladies infectieuses est entrée dans la voie expérimentale. Il suffit pour le montrer de citer les noms de Bouillaud, Davaine, Lemaire, Chauveau, Coze et Feltz, Hallier, tous auteurs qui en ont poursuivi l'étude au point de vue plus particulièrement scientifique. Des productions critiques ont paru également sur la matière, et je citerai plus spécialement celles de Zundel de Mulhouse, Ch. de Vauréal, Gautier et de Rance, dont la brochure sur le *Rôle des microzoaires et des microphytes* vient d'être publiée récemment. Enfin, des applications hygiéniques et thérapeutiques, s'appuyant sur les recherches scientifiques ont vu le jour, et tout le monde connaît les méthodes de traitement de Polli de Milan, Lister et Béchamp. Le courant scientifique et pratique est donc dirigé d'une manière frappante vers l'étude approfondie de ces maladies, qui doivent être comptées parmi les grands fléaux qui attaquent l'humanité et qui, malgré le nombre et la valeur des travaux modernes, nous sont encore à peu de chose près inconnues.

Ce que je veux faire dans ce travail, c'est tâcher de présenter, autant qu'il me sera possible, les résultats acquis, c'est montrer où la science en est arrivée jusqu'à ce jour, et tenter de vulgariser les découvertes que nous a donné l'emploi des moyens de recherches qu'actuellement nous possédons.

Il semble que de nos jours les maladies infectieuses tendent à être considérées comme de véritables fermentations internes. Cette donnée qui, à mon sens, paraît avoir quelque chose de vrai, se complique cependant d'une autre. Depuis les travaux de Cagnard de la Tour et de Pasteur, à l'idée de fermentation est venue se joindre celle d'organismes inférieurs présidant comme cause aux phénomènes fermentatifs. Cette idée, transportée dans le domaine pathologiqne, a ressuscité la doctrine de la pathologie animée, et dès lors, un groupe d'auteurs a voulu voir, dans les maladies infectieuses, de véritables maladies parasitaires. A cette théorie, appartiennent Hallier, Davaine, Coze et Feltz, au moins dans leur premier mémoire, Zundel de Mulhouse qui, tranchant formellement la question, va jusqu'à dire : « *Les virus sont des parasites,* » et William Budd de Cliffton, qui s'exprime de la sorte : « *Depuis le jour où j'ai commencé à m'occuper de ces questions, je n'ai jamais douté que la cause spécifique des fièvres contagieuses ne fût un organisme vivant.* Il y a donc là deux opinions qui peuvent se fusionner en une seule, suivant que l'on admet que la fermentation est ou n'est pas intimement liée au développement des proto-organismes, microzoaires ou microphytes que l'on rencontre dans les substances qui fermentent. Afin de bien saisir la valeur des idées modernes sur les maladies dont je parle, il est par le fait indispensable d'étudier les fermentations d'abord, de voir si réellement elles sont la conséquence *sine qua non* du développement des organismes inférieurs; puis de rechercher si réellement, dans les maladies infectieuses, il existe des manifestations ressemblant à ces fermentations; enfin d'examiner si, étant admise l'idée de phénomènes fermentatifs dans ces maladies, l'on peut dire qu'elles sont la conséquence de l'introduction de parasites véritables au sein de l'organisme. Ce sera la voie du présent travail.

CHAPITRE I

DES FERMENTATIONS.

L'étude des fermentations que je vais tenter de faire est hérissée de plus d'une difficulté, et à chaque pas les auteurs diffèrent dans leur manière de concevoir et d'interpréter les phénomènes. Il est donc urgent, afin de se reconnaître au milieu de toutes les vues contradictoires, de n'avancer qu'avec lenteur et d'asseoir les conclusions que j'exposerai sur un examen sérieux.

Que doit-on entendre par fermentation? Si dans la définition de ce terme l'on voulait donner une idée de la nature des phénomènes fermentatifs, l'on se trouverait arrêté aux premiers pas; car, malgré les progrès nombreux et importants de la chimie moderne, cette nature nous est encore à peu de chose près inconnue. Mais, si la définition ne fait qu'énoncer les causes et les résultats que l'on obverve dans toute fermentation, il est alors possible d'accepter la définition qui a cours généralement, qui est adoptée par M. Wurtz, dans son *Diction-*

naire de Chimie, et par M. Gautier dans son *Étude sur les fermentations*. Avec ces auteurs, je dirai donc que la fermentation est une réaction chimique dans laquelle un composé organique (la matière fermentescible) se modifie dans un sens déterminé, sous l'influence d'un autre composé organique, (le ferment), qui ne fournit sensiblement rien de sa propre substance aux produits de la réaction, ceux-ci étant formés uniquement aux dépens de la matière fermentescible. On le voit, cette définition ne préjuge rien sur la nature des actions chimiques qui se passent pendant la fermentation ; elle montre les agents en présence, elle indique d'une manière générale les résultats. Nous allons voir les raisons qui ont déterminé son acceptation.

Pour les anciens, le mot fermentation avait une signification qu'ont abandonné la plupart des auteurs de nos jours. Il était attribué à la détermination des actes qui se produisaient au sein d'une substance que l'on voyait se gonfler et donner issue à un gaz qui s'échappait tumultueusement, pourvu toutefois que la cause déterminante du phénomène restât inexpliquée. Jamais, en effet, l'ébullition de l'eau sous l'influence de la chaleur, jamais le dégagement avec effervescence de l'acide carbonique qui se produit par le contact de la craie et d'un acide, ne furent considérés comme actes de fermentation. Mais que du moult de raisin limpide pendant quelque temps vienne à se troubler, que du sein de la masse se dégagent des gaz ; alors, la cause de ces manifestations restant occulte, on disait qu'il y avait fermentation. Bientôt on observa que certains corps mis en présence de substances particulières d'origine organique, subissaient aussi des transformations chimiques et que, dans ces cas, tout se passait sans dégagement de gaz. Il y avait là encore quelque chose d'occulte, d'inexplicable, et l'on rapprocha ces actions des fermentations; dès lors, la portée de ce terme s'élargit d'autant. On n'en resta cependant pas là encore et l'extension du terme devint plus considérable. Après la mort on voit les substances organiques présenter des transformations considérables qui tendent à les rapprocher de plus en plus des substances inorganiques. Ici encore ces transformations se produisent sous l'influence d'une cause occulte, aussi la putréfaction a-t-elle été rangée parmi les fermentations sous le nom de fermentation putride. Mais on ne tarda pas à remarquer cependant que toutes ces transformations avaient en outre un caractère particulier, celui d'exiger la présence de deux substances d'origine organique dont l'une, appelée dès lors ferment, agissait le plus souvent en petite quantité et ne paraissait rien fournir, rien emprunter à l'autre, matière fermentescible, qui fournissait les produits de la réaction. Ce fut ainsi que se trouva formée la classe des actions chimiques qu'aujourd'hui on appelle les fermentations.

Tous les auteurs cependant sont loin d'admettre la définition que je viens de signaler. Robin et Verdeil, dans leur *Traité de Chimie anatomique*, en acceptant la théorie du contact que j'exposerai plus loin, divisent les phénomènes de contact en trois ordres distincts : les *catalyses* qui comprennent les transformations que subissent les substances organiques en présence des corps dits *catalytiques*, alors qu'il n'y a ni élévation de température, ni dégagement de gaz; ces transformations consistent en des combinaisons, des métamorphoses isomériques, quelquefois des dédoublements. C'est dans cet ordre de phénomènes de contact que viennent se placer les modifications que présente l'amidon sous l'influence des acides ou de la diastase, celles que subissent les matières albuminoïdes au contact du suc gastrique et autres du même genre. Les *fermentations* qui sont des actes chimiques, pendant lesquels on observe une élévation de température et un dégagement de gaz. Dans les fermentations, du reste, il s'opère des dédoublements et des décompositious des substances organiques en deux ou trois autres. C'est aux corps orgauiques susceptibles de déterminer les fermentations que doit être réservée la qualification de ferments. Les *putréfactions*, actions chimiques dans lesquelles se rencontrent à la fois les catalyses et les fermentations et où, de plus, viennent se montrer des phénomènes de combustion. Dans les putréfactions, on voit les substances organiques qui en ont été atteintes, devenir aptes à produire elles-mêmes la putréfaction et se comporter à la manière des ferments. On y remarque des doubles décompositions, et les gaz qui se produisent présentent le caractère particulier de la fétidité. Telle est la classification adoptée par Robin et Verdeil. Elle présente un certain attrait parce qu'elle semble jeter un peu d'ordre dans tous ces actes que l'on désigne ailleurs sous le nom générique de fermentations. Alors que nous aurons étudié les théories de la fermentation, il nous sera possible de la juger d'une manière plus certaine.

En acceptant la définition de M. Wurtz, nous voyons les fermentations présenter des phénomèmes chimiques extrêmement variés. Tantôt ce sont des corps qui subissent des métamorphoses isomériques, tantôt des actes d'hydratation, d'oxigénation, des dédoublements en principes de constitution plus simple, des destructions tendant à ramener la matière organique à l'état de matière inorganique, etc., etc.

Sans faire ici l'histoire des fermentations, je crois pouvoir rappeler quelques particularités de cette histoire. Jusqu'à Arnaud de Villeneuve qui, en 1300, découvrit l'alcool dans les produits de la fermentation alcoolique, les idées que l'on se faisait des actes fermentatifs restèrent incohérentes et n'eurent aucun caractère scientifique. Van Helmont reconnut plus tard que l'esprit qui se dégage pendant la fermentation est le même que celui qui provient de la combustion du charbon. Le ferment bientôt est étudié dans son mode d'action par les savants du XVIIe siècle, et Willis veut que ce soit un corps dans un état de mouvement intestin et qui influe sur les corps fermentescibles par l'intermédiaire de ce mouvement. Au reste, en 1693, Boerhaave admet l'existence de trois fermentations, sans toutefois en fournir aucune explication : la spiritueuse, l'acéteuse et la putride. L'état de la science sur ces questions complexes resta ainsi dans une obscurité profonde jusqu'à Lavoisier, à qui était réservée la gloire d'établir que dans les fermentations, comme du reste dans les autres actions chimiques, rien ne se créait, rien ne se perdait, et qu'il n'y avait que des transformations de la matière. Ce fut par la balance qu'il arriva à démontrer sa fameuse équation, moût de raisin = acide carbonique + alcool, et à faire voir que le poids de l'alcool ajouté à celui de l'acide carbonique, reproduisait le poids du sucre, sauf une perte légère qu'il attribuait à la formation d'un peu d'acide acéteux. Avec cet illustre auteur s'ouvre l'ère de la chimie moderne et les découvertes se succèdent avec rapidité. Berzélius propose une théorie de la fermentation, Gay-Lussac et Thénard déterminent la composition chimique des sucres, de Saussure celle de l'alcool. Les ferments sont étudiés par

Thénard, Cagnard de la Tour, Turpin, Schwan, Kutzing, Mitscherlich et enfin Pasteur, et la lumière se fait de plus en plus sur ces réactions étranges que présentent les matières organiques.

Dans toute fermentation, si l'on veut s'en faire une idée aussi exacte que possible, il importe d'étudier, d'une part, les corps qui entrent en jeu dans la réaction chimique, d'autre part, les substances qui sont le résultat de cette réaction. Par le fait, ainsi que le fait M. Gautier, il convient d'examiner les matières fermentescibles, les ferments et les produits de la fermentation.

Les *matières fermentescibles* sont très-nombreuses et très-variées; elles tirent leur origine du règne végétal et du règne animal; ce sont des subtances d'origine organique. Leur composition chimique diffère : tantôt ce sont des corps privés d'azote appartenant à la catégorie des sucres, à celle des matières grasses et des hydrates de carbone à excès d'hydrogène; tantôt ce sont des composés azotés et des substances albuminoïdes, tels que l'albumine, la fibrine, la caséine, la musculine, l'amygdaline, etc., etc. Dans la plupart des cas, ces matières organiques sont suceptibles de présenter des fermentations diverses en rapport avec la nature du ferment qui exerce sur elles l'action qui lui est particulière. Ainsi que l'a observé M. Berthelot, le plus grand nombre des substances fermentescibles possède la propriété de dévier, soit dans un sens, soit dans l'autre, le plan de polarisation de la lumière ; après la fermentation, cette propriété peut persister ou disparaître sans que l'on puisse rien dire de général à ce sujet.

Les *ferments* sont des substances d'origine organique qui ont la propriété de développer au sein des matières fermentescibles les actes de la fermentation, qui agissent sous un petit volume et qui sensiblement, ne cèdent rien aux corps fermentescibles. Étudiés au point de vue chimique, les ferments furent bientôt reconnus par Thénard comme étant des composés azotés; mais, actuellement, il est établi que leur constitution chimique est des plus complexe. Ils ne sont pas, en effet, simplement des analogues des matières albuminoïdes; mais ils paraissent être formés par un mélange d'un nombre assez considérable de substances chimiques. On y trouve, par l'analyse, des matières albuminoïdes: albumine, fibrine, cellulose ; des matières grasses, des substances minérales, de l'eau. Si, en présence de cette composition chimique on se reporte à la définition de la matière organisée, donnée par M. Ch. Robin, on est amené à une conclusion très-importante sur la natnre même des ferments. Pour l'auteur cité, en effet, la matière organisée, qu'elle vive ou qu'elle ait vécu, est chimiquement constituée par l'union moléculaire ou la dissolution réciproque de principes immédiats nombreux et qui appartiennent à chacune des trois grandes classes de principes immédiats que l'on trouve dans l'organisme, à savoir : des principes d'origine minérale, des principes d'origine organique, mais cristalisables, et des principes d'origine organique coagulables. C'est là précisément la composition chimique que nous présentent les ferments, ainsi qu'il a été établi plus haut; et il en résulte que l'on peut dire qu'ils ont, contrairement aux substances fermentescibles considérées en elles-mêmes, la constitution de la matière organisée.

L'étude des ferments montre qu'il en existe de deux espèces différentes : les uns dont le type est fourni par la diastase sont, *a priori* du moins, solubles dans l'eau;

les autres, représentés par la levure de bière, ne se dissolvent pas dans ce liquide. En s'appuyant sur ce caractère particulier des ferments, on les a désignés sous les noms de *ferments solubles* et *ferments insolubles* (Berthelot); toutefois, après avoir remarqué justement, qu'en raison de la facilité avec laquelle les ferments solubles sont entraînés de leur dissolution par les précipités que l'on peut y former, il semblerait qu'ils sont plutôt suspendus que dissouts dans le liquide disolvant, M. Gautier a proposé, en s'appuyant sur leur nature anatomique, de les classer sous les dénominations de *ferments figurés* et de *ferments non figurés*. Ces termes sont très-justes en réalité, toutefois il me semble qu'il serait préférable d'appeler simplement les ferments non figurés, *ferments amorphes*, dénomination qui est très-usitée en anatomie et qui est un terme journellement opposée à l'épithète *figuré* employée pour les ferments de la première catégorie.

Les *ferments figurés* sont constitués par des organismes inférieurs appartenant soit au règne végétal, soit au règne animal, suivant au moins les théories règnantes. Inconnue jusqu'à 1837, époque à laquelle Cagnard de la Tour découvrit les spores que l'on trouve dans la levure de bière, l'idée de leur nature animée fut bientôt établie par les travaux nombreux de Turpin, Kützing, Schwan, Mitserlisch, Rémak, Blondeau, Muller, Pasteur, Davaine, etc., etc. Ce sont tantôt des globules de volume variable suivant les divers genres de fermentation, tantôt des points mobiles, des filaments tenus, des chaînettes animées de mouvements divers et qui ont été désignés sous les noms de *bacteries* et de *vibrions*. Les premiers sont considérés comme étant des mucédinées, des algues inférieures, les seconds comme

II.

des protozoaires, au moins par la plupart des auteurs. C'est à ces ferments figurés que s'applique la dénomination de *microzoaires* et de *microphytes* si employée de nos jours, et nous verrons plus loin quel rôle important on leur fait jouer dans les actes fermentatifs. Ces ferments sont ceux qui se rencontrent dans les cas de fermentation alcoolique, lactique, butyrique, acétique, succinique, visqueuse, ammoniacale, glucosique, des tannins, etc, etc.

Les *ferments solubles*, *non figurés* ou *amorphes*, comme j'ai proposé de les désigner, sont des substances organiques que l'on trouve dans toutes les plantes et chez tous les animaux. Ils existent, ainsi que l'a fait voir M. Dumas, dans toutes les parties de la plante qui ne sont pas vertes, et ceux qui proviennent du règne animal se rencontrent plus particulièrement dans les liquides qui exercent une action sur les phénomènes de la digestion, tels que la salive, le suc gastrique, le suc pancréatique, etc. On les reconnaît même dans les ferments figurés et M. Berthelot a fait voir que dans la levure de bière, il existe deux ferments spéciaux, dont l'un, figuré, connu sous le nom de *torula cerivicix*, produit la fermentation alcoolique proprement dite, et dont l'autre, ferment amorphe, a le pouvoir de transformer le sucre de canne en glucose. M. Béchamp, du reste, a montré qu'il existe dans les organismes inférieurs, appelés microzoaires et microphytes des ferments solubles susceptibles de produire la transformation en glucose du sucre de canne.

Au point de vue chimique ces ferments sont des corps azotés et oxigénés qui se rapprochent des matières albuminoïdes sans pouvoir être confondus avec elles ; ils ne renferment, en effet, pas de soufre et ne se colorent pas en jaune par l'acide nitrique. Leur composition du reste satisfait à la définition de la matière organisée que j'ai signalée plus haut. Ces ferments amorphes sont très-altérables, ils se putréfient avec la plus grande facilité. Pour les obtenir on emploie le procédé qui a servi à MM. Payen et Persos, pour la découverte de la diastase.

Ce sont les ferments amorphes qui président aux transformations de l'amidon en dextrine et de la dextrine en glucose, à l'interversion du sucre de canne et à son dédoublement en glucose et en lévulose; ils dédoublent les glucosides, tels que l'amygdaline, qui au contact de l'émulsine se dédouble en hydrure de benzoïle et en acide cyanhydrique. Lorsqu'ils font partie des sucs de la digestion ils opèrent de semblables réactions. C'est ainsi que la ptyaline transforme en glucose les matières amilacées, que la pepsine fluidifie les matières albuminoïdes et en fait les peptones diverses étudiées par Meissner, que les ferments pancréatiques, qui sont au nombre de trois d'après M. Danilewski, ont le pouvoir de transformer en glucose les matières amilacées, de fluidifier les substances albuminoïdes et de dédoubler les corps gras en acides gras et en glycérine. Une particularité remarquable appartient à l'histoire des ferments de cette catégorie, c'est que nous pouvons pour tous, excepté cependant pour l'émulsine en contact avec l'amygdaline, imiter leur action par des procédés chimiques où nous mettons en œuvre des substances minérales ; chacun sait que l'acide sulfurique transforme, tout comme la diastase, l'amidon en dextrine et en glucose.

Il est à peu près impossible de dire quelque chose de général sur les *produits* de la fermentation. Ces produits varient, en effet, avec l'espèce de fermentation elle-même et conséquemment avec le ferment qui lui a donné lieu. Ce ne sont pas, on le sait, les matières fermentescibles qui déterminent la nature des produits formés, au moins dans le plus grand nombre des cas, mais bien les ferments qui ont agi sur ces matières. C'est ainsi que nous voyons les glucoses subir des transformations diverses, selon la nature du ferment lui-même. Un seul fait cependant, paraît être général dans les actes fermentatifs, c'est qu'ils ont le pouvoir d'agir de telle sorte que les produits formés sont des combinaisons chimiques plus simples que celles dont elles sont sorties; par le fait, comme je l'ai dit déjà, il semble que les fermentations aient pour résultat de rapprocher les combinaisons organiques de celles du règne minéral.

Comment est-il possible de comprendre ce qui se produit pendant la fermentation? Quelle idée peut-on se faire des phénomènes remarquables qui se manifestent dans ces actions chimiques? En un mot quelle théorie pouvons-nous nous faire de la fermentation? De nos jours il existe trois systèmes pour expliquer la fermentation. Ces systèmes sont connus sous les dénominations de *théorie du contact*, *théorie mécanique* et *théorie vitaliste*, je vais les examiner aussi rapidement que possible.

La *théorie du contact*, attribuée à Berzélius, repose sur des réactions chimiques se produisant entre des corps d'origine minérale et qui ont de l'analogie avec les phénomènes de la fermentation. L'oxigène et l'hydrogène, au contact de la mousse de platine, se combinent et forment de l'eau; l'eau oxigénée en présence de l'or, de l'argent, du platine et de la plupart des oxides métalliques, se décompose et laisse échapper de l'oxigène. Dans ces réactions, ni la mousse de platine, ni les métaux ne sont altérés en aucune façon; ils n'empruntent rien, ils ne donnent rien à l'eau ou au bioxide d'hydrogène; ils n'agissent que par leur seule présence. L'action des ferments qui, eux aussi, semblent se comporter de la même manière, peut donc être assimilée à celle de la mousse de platine, et l'on peut ne voir dans les phénomènes de la fermentation que des actions de présence. Cette théorie est acceptée par M. Ch Robin et, nous avons vu plus haut comment il classe en catalyses, fermentations et putréfactions les diverses actions de contact. Dans cette manière de voir il n'y a qu'une seule catégorie de ferments et leur action, alors qu'on y rencontre des organismes inférieurs, microzoaires ou microphytes, est complétement indépendante de la vie de ces organismes. C'est aux substances interposées entre eux qu'est due la fermentation, et leur présence n'est en somme qu'un fait de simple coïncidence.

Liebig est l'auteur de la seconde théorie, dite *théorie mécanique.* La première donnée de cette manière de voir remonte cependant à Willis, qui considérait le ferment comme étant dans un état de mouvement intestin, susceptible d'être communiqué à la matière fermentescible. C'est donc pour Liebig, en vertu d'un mouvement moléculaire particulier qu'il possède, que le ferment détruit l'union des éléments entrant dans la constitution chimique des substances fermentescibles.

La *théorie vitaliste* est celle qui, dans le moment présent, rallie le plus de partisans. Née de la découverte de l'organisation de la levure de bière, elle fut formulée d'une manière complète par Turpin, qui la résumait ainsi : « Fermentation comme effet et végétation comme cause, sont deux choses inséparables dans l'acte de la fermentation du sucre. » C'est à elle qu'appartiennent MM. Dumas, Bouchardat et Pasteur et elle peut être présentée ainsi qu'il suit: Les ferments sont des êtres organisés doués des propriétés ordinaires des organismes à savoir de la nutrition, de l'évolution, de la reproduction. Placés dans un milieu convenable, ces organismes lui empruntent les matériaux qui leur sont nécessaires à l'exercice de leurs propriétés biologiques ; ils se nourrissent, s'accroissent et se reproduisent à ses dépens. Mais de plus ils manifestent des actes de désassimilation, et les produits de ces actes sont précisément les combinaisons nouvelles qui sont les résultats de la fermentation. C'est bien en réalité par le fait de leur vie que les organismes ferments amènent la fermentation, car s'ils sont privés de cette vie, la fermentation ne se manifeste pas. Si l'on vient à broyer les globules de levure de bière, ils sont inaptes à provoquer la fermentation alcoolique (Bouchardat) ; portés à une température incompatible avec la conservation de la vie, ils perdent leurs propriétés ; l'action sur eux de presque toutes les substances qui sont toxiques pour les êtres organisés, les rend complétement inactifs (Bouchardat, Béchamp). Pour provoquer les phénomènes de la fermentation, les ferments ont besoin de rencontrer au sein des matières fermentescibles, les substances nécessaires à leur nutrition ; or, l'on sait que tout organisme réclame pour sa nutrition des principes minéraux et des principes azotés. En excluant ces substances du milieu fermentescible où l'on a placé de la levure de bière, celle-ci reste inapte à produire la fermentation (Pasteur).

Si, pour ce qui est des fermentations à ferments figurés, la théorie vitaliste peut être acceptée, bien qu'elle soulève des objections que j'indiquerai plus loin, il devient très-difficile de l'admettre pour les fermentations à ferments non figurés. Il y a là, en effet, un problème qui ne peut-être élucidé par cette théorie, puisqu'on ne rencontre pas d'organismes inférieurs dans les ferments amorphes. Aussi la plupart des auteurs qui l'acceptent ne considèrent-ils pas les réactions déterminées par les ferments solubles comme de véritables fermentations, mais comme de fausses fermentations (de Vauréal), des digestions (Lemaire), bien que de grandes analogies existent entre ces réactions chimiques. A la vérité, en considérant la constitution chimique des ferments amorphes, qui les montre comme étant de la matière organisée, on peut, à l'exemple de M. Monoyer, leur assigner la propriété de la nutrition et comparer dès lors leur action à celle des ferments figurés; mais, comme le fait observer M. de Rance, c'est là une hypothèse très-avancée et qui aurait besoin, avant toute chose, d'être comfirmée expérimentalement.

Certaines objections se présentent encore contre la théorie vitaliste même dans son application aux actes des fermentations à ferments figurés : la température modifie l'action de certains ferments; c'est ainsi qu'au contact de la levure de bière le malate de chaux dégage de l'acide carbonique et forme du succinate à basse température, tandis qu'à une température plus élevée, il dégage de l'hydrogène et forme de l'acide butyrique. Les organismes, quels qu'ils soient, ne nous présentent pas de semblables modifications dans les actes de leur nutrition; la quantité des produits de désassimilation peut être influencée sans doute, mais je ne sache pas que leur nature le soit d'une manière aussi radicale. Dans la fermentation alcoolique, le contact de l'air diminue l'activité des actes fermentatifs et cependant le développement des globules de levure continue à se faire. Si la fermentation est liée d'une manière absolue au développement de la levure, n'y a-t-il pas là une contradiction frappante? Si les fermentations à ferments figurés sont sous la dépendance complète de la vie des organismes inférieurs, il ne doit pas être possible de les faire apparaître sans leur présence. Or M. Berthelot a déterminé la fermentation alcoolique sans production de globules de levure, et, fait bien plus important, dans ces derniers temps, M. Wurtz a annoncé à l'académie des sciences que M. Gustave Bouchardat avait pu obtenir divers alcools, notamment l'alcool isopropylique en faisant agir l'hydrogène naissant sur le glucose, le sucre de canne et le sucre interverti. En raison de ces faits, on voit que, si les microzoaires et les microphytes ont une action dans les phénomènes de la fermentation, il est cependant possible de voir se produire sans eux les actes fermentatifs.

M. Berthelot n'admet pas la théorie vitaliste. Vouloir expliquer par des actes phylosophiques les transformations chimiques, ce n'est pas en fournir une explication; c'est s'appuyer, pour démontrer des faits inconnus, sur d'autres faits plus inconnus encore; c'est renverser l'ordre des idées scientifiques et faire acte de fausse logique; c'est à la chimie qu'il appartient de fournir une explication des phénomènes de la vie, mais jamais à la physiologie d'interpréter les réactions que nous présente la chimie. Partant de ce point de vue qui certainement présente un caractère éminemment philosophique, M. Berthelot admet qu'il n'y a que des ferments solubles qui agissent en imprimant un mouvement de décomposition aux matières fermentescibles. Les organismes que l'on trouve dans les ferments dits figurés sont chargés de sécréter les ferments solubles de même que, chez les animaux plus élevés dans l'échelle zoologique, nous voyons les glandes sécréter la ptyaline, la pepsine, etc., etc. Cette théorie se rapproche de celle de M. Béchamp qui admet l'existence des ferments solubles désignés par lui sous le nom de *zymases*, et qu'il considère comme étant sécrétés par les organismes inférieurs ou les organites qu'il appelle *microzymas*, ainsi que je l'exposerai plus loin.

On le voit les auteurs sont loin d'être d'accord sur la manière de comprendre les actes fermentatifs. Les théories du contact, de l'action mécanique, de l'action vitale et même une théorie nouvelle présentée par M. Durand de Lunel, qui attribue les réactions de la fermentation à des phénomènes électriques, sont impuissantes à nous renseigner sur la nature de la fermentation. En réalité nous sommes forcés de nous en tenir aux faits eux-même et de constater que, dans certains cas, sous l'influence d'agents appartenant au monde organique, mais présentant l'état amorphe, les substances organiques se modifient rapidement; que, dans certains autres cas, nous voyons les organismes inférieurs entraîner par leur présence des changements considérables dans la composition de ces mêmes substances organiques; que ces changements se montrent avec plus de facilité alors que les microzoaires ou les mycrophytes existent dans les matières fermentescibles, mais que cependant ils peuvent se présenter dans certaines circonstances indépendamment de l'existence de ces êtres inférieurs. En raison de toutes ces inconnues, je crois que sans accepter, comme le fait M. Ch. Robin, la théorie du contact pour expliquer les actes fermentatifs, l'on peut conserver la division de cet auteur qui, je l'ai dit, a l'avantage de spécifier ce que l'on doit entendre par catalyse, fermentation, putréfaction, et qui indique pour chacune de ces transformations chimiques spéciales des modes particuliers.

Il est une question qui doit être examinée ici : Les ferments possèdent-ils une véritable action spécifique; autrement dit, pour chaque fermentation y a-t-il un ferment spécial? Si nous examinons les principales fermentations, il semble qu'à chacune d'elles correspond en réalité un ferment spécifique. La diastase tranforme l'amidon en glucose, la pepsine fluidifie les matières albuminoïdes et l'émulsine exerce sur l'amygdaline une action particulière. De même, si dans des solutions sucrées, préparées dans des conditions semblables, on fait arriver du ferment alcoolique, du ferment lactique ou des vibrions propres à la fermentation butyrique, l'on voit se produire, dans chacune de ces solutions, la fermentation correspondant à l'agent employé. Il est donc juste, d'une manière générale, d'accepter la spécificité des ferments; toutefois en raison des expériences récentes, il semble qu'il faut se garder ici d'un exclusivisme trop absolu, et que les idées de M. Pasteur ne peuvent plus être acceptées d'une manière complète. Pour cet auteur la spécifité des ferments est un fait incontestable et il lui a, pour ainsi dire, donné corps de doctrine lorsqu'il a écrit cette phrase : « Jamais le sucre n'éprouve la fermentation alcoolique sans que les globules de levure soient présents et vivants, et réciproquement il ne se forme de globules de levure de bière sans qu'il y ait présence de sucre ou d'une matière hydrocarbonée et sans qu'il y ait fermentation de ces matières. »

Nous savons déjà que la première partie de cet aphorisme a été ébranlé d'une manière considérable par les expériences de M. Berthelot et de M. G. Bouchardat, puisque ces auteurs ont produit la fermentation alcoolique en dehors des globules de la levure. Bien plus, M. Pasteur, lui-même, a obtenu cette fermentation avec le *mycoderma vini* et M. Lemaire, qui s'élève de tout son pouvoir contre la spécifité des ferments, a montré « qu'il était possible de faire de l'alcool, de l'acide acétique et sans doute beaucoup d'autres corps avec des microphytes, des bacteriums, des vibrions, des spirillums et des monades. » M. Lemaire ajoute que « la présence de ces petits êtres dans tel ou tel liquide est une question de milieu, » ce qui tendrait à montrer qu'ils n'ont pas, dans les phénomènes de la fermentation, un rôle aussi considérable qu'on l'a cru jusqu'alors, et ferait songer à l'idée même de M. Ch. Robin qui veut que la présence des microzoaires et des microphytes ne soit rien qu'un fait de simple coïncidence. Mais il y a plus encore. Si, à l'exemple de MM. Ludersdorff et Schmitt, on vient à broyer la levure et à la mettre en contact avec une solution sucrée, on voit apparaître, non plus la fermentation alcoolique, mais bien la fermentation lactique. D'après ces faits, il semblerait donc que les ferments sont susceptibles de se comporter d'une manière différente suivant les milieux au sein desquels ils se trouvent placés, et, tout en conservant une spécificité que l'on pourrait appeler générale, de perdre, dans certaines circonstances, cette même spécificité. Il est des faits, du reste qui sont importants à connaître au point de vue de l'action spécifique des ferments. Suivant MM. Pouchet et Trécul, dont les travaux datent de 1868, la levure de bière serait un mélange de ferments au lieu d'être un ferment unique, et, selon qu'elle serait placée dans un milieu ou dans un autre, elle serait susceptible de donner naissance à des organismes inférieurs divers. C'est ainsi qu'on la verrait produire le *mycoderma vini* (de Seynes), le *penicillium glaucum*, des *aspergillus* et des *ascophores*. Si l'on examine de la levure de bière avec un bon microscope, on peut se convaincre facilement soi-même que toujours, quelque fraîche qu'elle soit, on y rencontre à côté des globules de *torula cerivicix* un microzoaire connu sous le nom de *bacterium termo*. Mais il est une autre manière de voir qui consiste à accepter pour les organismes inférieurs les transformations qui se produisent chez les vers cestoïdes en raison de ce phénomène connu sous le nom de *génération alternante*. D'après cette idée nouvelle, qui a surtout été adoptée par MM. Béchamp et Hallier, d'Iéna, la plupart des organismes ferments sont susceptibles de donner naissance, suivant les milieux dans lesquels ils se trouvent placés, à des formes biologiques variées, à chacune desquelles sont attachées des propriétés particulières. C'est ainsi que le *cryptococcus* ou *torula cerivicix* ne serait qu'une forme spéciale d'une mucédinée susceptible également de donner naissance à l'*hormiscium*, ferment des vins, aux *leptothrix*, aux *pénicelliums* et à des *aspergillus*. D'après tout ce qui vient d'être dit, on peut voir que la science est loin d'être fixée sur la spécificité des ferments; aussi est-il prudent de se tenir dans une sage réserve sur cette question, tout en reconnaissant que, dans le plus grand nombre des cas, il existe une certaine spécificité attachée aux agents de la fermentation.

Il est connu depuis longtemps que dans les fermentations il se produit un dégagement de chaleur. On sait que la température s'élève dans les cuves où fermente le moût du raisin. Cette élévation de température ne doit pas être perdue de vue, car elle nous servira de terme de comparaison entre les fermentations et les maladies iufectieuses. La production de la chaleur dans les actes fermentatifs a été étudiée par M. Dubrunfaut, et plus tard par MM. Pasteur et Berthelot. En analysant, d'une manière scientifique, la chaleur en question, M. Dubrunfaut est arrivé à établir que par la transformation alcoolique de 2,559 kilogrammes de sucre il y avait production de 349,450 calories, quantité bien inférieure à celle que développe la combustion réelle du sucre, qui est de 726 calories. Le même auteur croit que, dans la fermentation alcoolique, il y a beaucoup moins de chaleur produite que dans celle des fumiers qui, du reste, serait 4 ou 5 fois plus considérable.

Sans rechercher si les organismes inférieurs agissent par eux-même ou par les ferments amorphes qu'ils sécrètent, comme le veut M. Berthelot, ou qui leur sont interposés, comme l'accepte M. Ch. Robin, nous les voyons jouer un rôle considérable dans la production de la fermentation putride ou putréfaction qui, sans leur présence, paraît ne pouvoir se produire. Un certain nombre de maladies infectieuses présentant, dans leurs caractères, quelque chose qui les rapproche de la putréfaction, je crois utile de reproduire ici les idées ayant cours sur cette espèce de fermentation; ces idées sont particulièrement dues à M. Pasteur. Une première donnée, qui a été établie par cet auteur, c'est que la putréfection ne se produit pas d'une manière spontanée, la cessation de la vie dans la matière organisée n'entraînant pas forcément à sa suite le retour de cette matière organisée à l'état de matière inorganique. Quelles que soient la complexité et l'altérabilité des substances ayant eu vie, elles peuvent être indéfiniment conservées sans putréfaction. Du sang, de l'urine recueillis dans des ballons remplis d'air, mais d'air que l'on a débarassé par la chaleur de tous les germes qu'il peut contenir, se conservent ainsi pendant un temps indéfini (Pasteur); au contraire, si l'air n'a pas été purifié, on voit la putréfaction se manifester rapidement. La putréfaction est sous la dépendance de plusieurs ferments; les uns, très-avides d'oxigène et qui sont des infusoires extrêmement petits : *monas crepusculum* et *bacterium termo*, les autres qui ne peuvent vivre qu'à l'abri du contact de l'air et qui sont les agents les plus énergiques de la putréfaction : *vibrio lineola*, *tremulans*, *subtilis*, *regula*, *prolifer* et *bacillus*. Voici, suivant Pasteur, comment se produisent les phénomènes de la fermentation putride : Dès l'instant où commence la putréfaction, on voit apparaître les infusoires les plus petits qui s'emparent de l'oxigène, puis, alors que cet oxigène a disparu, se montrent les vibrions qui ne peuvent vivre en présence de ce gaz. Mais, dira-t-on, comment se produit l'acte de la putréfaction quand le contact de l'air est incessant? La putréfaction peut se montrer dans des liquides ou dans des solides. S'agit-il d'un liquide; les *monas crepusculum*, les *bacteries* forment à la surface une pellicule très-mince qui s'oppose au contact de l'air; dans les parties inférieurement situées naissent les vibrions s'attaquant aux matières azotées, les transformant en produits plus simples et en gaz putrides. Ces produits plus simples, à leur tour, sont atteints par les bactéries et les monades, qui les comburent au moyen de l'oxigène dont ils sont chargés, et les transforment, par le fait, en eau et en acide carbonique. S'agit-il d'un corps solide, les mêmes actes se manifestent : les bactéries s'emparent de l'oxigène, et les vibrions surviennent achevant l'œuvre de destruction.

Mais d'où viennent les organismes inférieurs que l'on voit se produire dans les fermentations ? Cette question qui, au premier abord, paraît toute théorique, présente cependant une importance capitale au point de vue de l'hygiène et de la thérapeutique. Elle touche à des problèmes qui, de tout temps, ont excité la curiosité des savants, et qui ont donné lieu à des luttes passionnées jusqu'à l'époque même où nous vivons. Qui n'a présents à la mémoire les noms de Pasteur et de Pouchet, les derniers champions de deux doctrines rivales et célèbres? Le fait subsiste et le voici : Dans un liquide exposé à l'air et de nature à subir la fermentation, dans une matière organique en voie de destruction, l'on voit se former des organismes inférieurs soit animaux, microzoaires, soit végétaux, microphytes. En même temps que se fait leur apparition, les phénomènes fermentatifs se manifestent. Comment donc sont apparus ces organismes? D'où viennent-ils? Trois opinions peuvent être émises ici : Les organismes inférieurs, protozoaires ou protophytes qui se montrent dans les fermentations se forment de toute pièce aux dépens des matières organiques et inorganiques qui s'y rencontrent; il y a là un fait de génération spontanée (hétérogénie de Burdach, spontéparité de Dugès). Ces organismes proviennent de germes apportés par l'air, qui est le grand réceptacle des germes de toute sorte (doctrine de la panspermie). Ils viennent de germes qui existent normalement au sein de tous les organismes, et qui, mis en liberté par la mort des êtres dont ils faisaient partie, peuvent de nouveau donner naissance à d'autres organismes (doctrine des microzymas de MM. Estor et Béchamp).

Si l'on se reporte aux notions qui nous ont été fournies par les auteurs anciens, on peut voir que la croyance à la génération spontanée fut un véritable dogme pour l'antiquité. Pour Leucippe et Epicure, c'est la terre qui a donné naissance à toutes les formes vivantes, et celles-ci se créent de toute pièce. Aristote pense que tout corps qui se dessèche et que tout corps qui devient humide, peut produire des animaux, pourvu qu'il soit susceptible de les nourrir. En général, les êtres se forment spontanément dans les milieux où on les rencontre; les poissons, les grenouilles, les vers, etc., sont les produits directs du sable humide des fleuves, des étangs, et de la terre elle-même. Ce sont les feuilles des arbres qui engendrent les chenilles; ce sont les ordures en fermentation qui donnent naissance aux puces, et les chairs pourries produisent les vers que l'on y reconnaît. Adoptées par Lucrèce, Pline, Diodore de Sicile, ces idées trouvent créance jusqu'au XVIe siècle, et Van Helmont, lui-même, va jusqu'à enseigner le moyen de faire naître de toute pièce une souris.

Bientôt, cependant, la génération spontanée perd du terrain; elle est refoulée jusque dans les animaux inférieurs, dans les insectes, les vers, les entozoaires, et les entophytes; et Harvey proclame son aphorisme célèbre: *Omne vivum ex ovo*. En 1668, Rédi entreprend de poursuivre cette doctrine chez ces animaux, et notamment, il l'attaque dans la production des vers au sein des matières en putréfaction. C'est à l'expérimentation qu'il demande ses preuves; et ses recherches, simples mais nouvelles, lui démontrent la vérité. Sur des vases contenant des viandes et du fromage qu'il abandonne à la putréfaction, il place une gaze fine qui exclut le passage des germes qu'il suppose apportés par l'air; la putréfaction se produit, mais l'on ne rencontre aucun ver sur les substances putréfiées ; de plus, les mouches sont venues, ont déposé leurs œufs sur la gaze protectrice, et ces mêmes œufs, mis à éclore, donnent naissance aux vers qu'habituellement l'on trouve dans les cas de putréfaction. Des recherches nouvelles lui montrent le mode de génération des entozoaires, il fait voir, qu'eux aussi, ils proviennent d'œufs véritables. Toutefois sa découverte reste incomplète, puisqu'il admet lui-même la génération spontanée pour les insectes que l'on trouve dans les galles.

Aux travaux de Rédi, succèdent ceux de Wollinieri (1700), de Swammerdam, de Réaumur, qui montrent que les vers que l'on rencontre dans les fruits doivent leur origine à des œufs qui y ont été déposés ; et enfin de Dugès (1839), établissant la génération ordinaire pour les acariens qui passaient, jusqu'à lui, pour naître spontanément. Le dogme de la génération spontanée se trouve donc repoussé jusque dans les organismes tout à fait inférieurs, dans ceux qui sont connus sous le nom de proto-organismes et dont le microscope, entre les mains de Leeuvenhoek (1685), de Neddham et de Wrisberg, a démontré l'existence.

Il y avait du reste des raisons très-plausibles pour admettre la génération spontanée de ces infiniment petits. Dans une infusion végétale ou animale on voyait se former, sans avoir été précédés de parents semblables à eux, des organismes nouveaux ; ces organismes avaient la plus grande simplicité de structure ; il était donc assez tentant de voir dans leur apparition la première ébauche de la vie sous l'influence des forces naturelles seules. Au reste, Needham lui-même fournissait les preuves de cette génération spontanée. Dans des vases clos il renfermait des infusions qu'il faisait arriver à une température élevée et toujours, pourvu que l'on attendît un certain temps, on voyait s'y développer les infusoires. Ils ne pouvaient donc provenir de germes existant primitivement dans les infusions, ceux-ci ayant été détruits par l'élévation de la température ; ils ne pouvaient venir de germes apportés par l'air, puisque les vases étaient clos ; force était de leur reconnaître pour cause d'existence la seule génération spontanée. C'est en se basant sur les expériences de Needham et d'autres du même genre que Burdach, Dugès acceptent ce mode de naissance des organismes en question, et que Otton Muller, en 1773, professe qu'ils proviennent *ex moleculis brutis et quoad sensum nostrum inorganicis*. Il fallait cependant expliquer en vertu de quoi ils se formaient. C'est alors que Buffon imagina son hypothèse des molécules organiques. Si l'on veut aller au fond des choses, on peut voir que Buffon n'était réellement pas partisan de la génération spontanée au sens strict du mot. Pour lui tous les êtres en général sont formés de particules qui ont en elles-même les forces vitales et qui par leur réunion, suivant ce qu'il appelle les moules intérieurs des organismes, constituent ces êtres. La vie de chaque animal résulte de la réunion de ces molécules, leur mort est la séparation des molécules ; mais celles-ci, une fois séparées par la mort de l'être dont elles faisaient partie, peuvent se réunir de nouveau et donner ainsi naissance à de nouveaux êtres ; suivant alors le moule intérieur qu'elles rempliront, elles donneront lieu à des organismes différents. C'est ainsi que se produisent, suivant Buffon, les vers de terre et les êtres microscopiques. Sans doute l'auteur prononce le nom de génération spontanée, mais en réalité il n'y a pas là la véritable hétérogénie.

Victorieuse par le fait des expériences de Needham, la théorie de la génération spontanée devait recevoir bientôt des attaques considérables. Spallanzani, en 1797, répète ces fameuses expériences et démontre que le contact de l'air est indispensable à la génération des infiniment petits dans les infusions. Wrisberg, du reste, avait déjà établi cette vérité et il avait fait voir que les infusions, soustraites à l'action de l'air au moyen d'une couche d'huile superposée, ne se prêtaient pas au développement des infusoires. La grande objection que Spallanzani invoquait contre Needham était l'incomplète fermeture des vases dans lesquels opérait ce dernier; aussi, afin d'éviter le même reproche, eut-il la précaution de fermer à la lampe ses tubes à expérience ; dans ce cas jamais il ne vit se former d'animalcules au sein de ses infusions. Il était donc bien établi que le contact de l'air était indispensable, et que c'était ce fluide qui apportait les germes des nouveaux organismes; la démonstration de ce principe fut faite d'une manière plus complète encore par les recherches de Schultze et de Schwan, 1837, 1838, qui, faisant passer l'air sur des liquides susceptibles de détruire les germes, acide sulfurique, empêchèrent toute génération d'organismes dans les infusions. Bientôt cependant surgit une objection nouvelle. L'air traité de la sorte était altéré, prétendait-on, dans ses propriétés génératrices, et c'était cette altération qui empêchait l'apparition des animalcules. Il était réservé à Pasteur de réduire à néant cette interprétation. Renouvelant pour les infusoires le procédé de Rédi, plaçant entre les liquides fermentescibles au sein desquels il avait primitivement détruit les germes des proto-organismes, et l'air qu'il considérait comme le réceptacle de ces germes, une barrière infranchissable, il fit voir que dans ces cas jamais on ne voit apparaître d'infiniment petits au sein des infusions et que l'obstacle enlevé, ceux-ci se montrent rapidement.

Vers la même époque Helmholtz avait, au moyen d'un appareil à dialyse, établi que les germes des infusoires consistaient en quelque chose de solide qui ne traversait pas, en règle générale du moins, les appareils dialyseurs. Le coton faisant barrière aux germes atmosphériques pouvait cependant encore être accusé d'altérer l'air dans ses propriétés génératrices, et des doutes pouvaient persister à ce sujet. Par une expérience mémorable et par la construction d'un appareil qui porte son nom, Pasteur est venu détruire toutes les objections, et montrer que réellement la naissance des organismes inférieurs au sein des infusions et des substances en fermentation est due à l'apport par l'air des germes de ces organismes. Dans un ballon il place une infusion dans laquelle tous les germes ont été détruits par la chaleur, le col de ce ballon, effilé à la lampe, est recourbé plusieurs fois sur lui-même de manière à présenter des parties où l'air pénètre en sens inverse de l'action de la pesanteur, une partie horizontale y est réservée. Malgré un laps de temps considérable, jamais on ne voit se développer d'infusoires dans ce ballon ; vient-on à en casser le col, les animalcules y apparaissent; fait-on pénétrer un peu de l'infusion dans la partie horizontale du col, on peut là, constater la génération des infusoires. Cette expérience est probante au possible et jusqu'ici ses résultats n'ont pu être contestés. Elle établit bien que la génération des organismes au sein des matières en fermentation est le résultat de l'apport des germes atmosphériques, et porte un coup terrible à la théorie de la génération spontanée. Est-ce à dire toutefois que celle-ci ne soit pas possible. Je pense qu'il serait imprudent de répondre ici d'une manière affirmative. D'autres expérimentateurs, recommandables par leur mérite scientifique, ont obtenu des résultats contraires, et il est à présumer que si nous ne pouvons plus constater la formation de toute pièce d'êtres organisés, il fut un temps où, sur notre planète en puissance d'enfantement, si j'ose m'exprimer ainsi, les conditions physico-chimiques étaient telles que la vie a pu se montrer de cette manière. Cette opinion, du reste, est loin de m'être personnelle, elle est adoptée par bon nombre de savants, et le professeur Huxley l'a énoncée publiquement au congrès de Liverpool, en 1870.

Je n'ai pas à parler ici de la doctrine de la *panspermie*. Les auteurs qui ont lutté contre les partisans de la génération spontanée sont ceux qui ont le plus contribué à son édification, et il suffit de citer, parmi les contemporains, les noms de Pasteur, Lemaire, Tyndal, pour avoir présentes à l'esprit les recherches qui ont établi que l'air est le grand réceptacle des germes de toute sorte que l'on voit se développer dans les cas de fermentation.

Mais il existe une autre manière d'expliquer la présence des infiniment petits au sein des matières qui fermentent. Les germes des proto-organismes, d'après MM. Estor et Béchamp, existent abondamment répandus au sein de toute substance vivante. Ce sont des granulations spéciales auxquelles il convient de donner le nom de *microzymas* et qui, faisant partie intégrante des êtres organisés y produisent pendant la vie les fermentations physiologiques. Ces granulations, que l'on rencontre dans tous les solides et dans tous les liquides organiques, soit végétaux, soit animaux, n'agissent pas par eux-mêmes, mais bien par un ferment soluble qu'ils sécrètent et qui est connu sous le nom de *zymase*. C'est ainsi que les microzymas du foie transforment en sucre la fécule ; c'est ainsi que ceux qui existent dans le jaune de l'œuf sont susceptibles de déterminer des fermentations, alors que par agitation on les a mélangés avec les matières albuminoïdes du blanc de l'œuf. Or, ces microzymas sont capables de déterminer des fermentations quand les conditions physiologiques de l'être dont ils font partie se trouvent modifiées ; ils peuvent se transformer en infusoires et particulièrement en *bactéries*. Ce seraient les microzymas qui, après la mort, formeraient les proto-organismes chargés de la fermentation putride, et qui pourraient également, dans certain cas pathologiques, présenter des transformations analogues et donner naissance à des bactéries. La transformation directe des microzymas en infusoires est un fait qui a été démontré par M. Béchamp ; il a vu, dans les parties centrales du foie, recouvert préalablement de créosote, afin d'écarter ou de détruire les germes apportés par l'air extérieur, les granulations dites microzymas présenter les modifications successives qui les amènent à être des bactéries. En étudiant la génération des bactéries, MM. Lemaire et Davaine ont pu les suivre depuis leur naissance à l'état de granulations jusqu'à leur développement complet en filaments mobiles ou en bactéries articulées (*bacterium catenula*).

Cette nouvelle manière de voir qui place au sein même des organismes vivants les agents des fermentations sous le nom de microzymas se rapproche beaucoup, on peut le voir, de celle de Buffon, qui avait imaginé l'hypothèse des *molécules organiques*. Le terme et l'extension donnée au pouvoir des transformations successives sont les seules différences qui existent entre les molécules organiques de Buffon et les microzymas de M. Béchamp. De plus, lorsque cet auteur admet que les microzymas sont susceptibles de se transformer en bactéries, il se rapproche des idées de M. Hallier, relativement à la génération alternante des proto-organismes. Pour le professeur d'Iéna, les bactéries ne sont pas autre chose qu'une forme particulière de l'évolution des organismes ferments. Si, en effet, l'on vient à semer dans l'eau des spores de *penicillium*, on voit celles-ci se gonfler rapidement, puis éclater en laissant échapper un nombre considérable de granulations très-mobiles. Celles-ci, souvent munies d'un petit appendice caudiforme, représentent alors ce que les auteurs ont décrit sous la dénomination de *monas crepusculum* ; puis successivement, on voit ces granulations s'accoler, former des chapelets connus sous le nom de *chaîne des leptotrix* qui, par leur rupture donnent naissance aux *baguettes* à un ou plusieurs articles, suivant le mode de rupture qui s'est produit ; ces baguettes ne seraient pas autre chose que les bactéries ou bactéridies des auteurs. Quoiqu'il en soit, la doctrine de M. Béchamp est un terme moyen entre les opinions des hétérogénistes et des panspermistes, ainsi qu'on a pu le voir par ce qui vient d'en être dit.

Pour terminer ce chapitre qu'il m'a été impossible de présenter avec moins de détails, eu égard à son importance, il me reste à examiner quelles sont les influences qui entravent ou arrêtent la fermentation, question qui doit être envisagée, puisqu'elle a une valeur réelle au point de vue thérapeutique. Il est un grand nombre d'agents qui ont le pouvoir d'arrêter les actes fermentatifs, au moins ceux-là de ces actes qui paraissent sous la dépendance des ferments figurés, car ils sont sans action sur les fermentations à ferments amorphes. Ces agents semblent enrayer les fermentations en tuant les proto-organismes que l'on y rencontre. C'est à M. Bouchardat, dont les travaux dans cette voie datent de 1846, qu'est due la démonstration de cet arrêt des phénomènes fermentatifs par les agents en question. L'essence de térébenthine, la créosote, l'éther, l'acide cyanhydrique furent expérimentés dans ce sens par cet auteur. M. Béchamp le suivit dans ces recherches, puis MM. Judin et Quevenne. Aujourd'hui l'on sait que toute la classe des désinfectants, connus sous le nom d'*antiseptiques*, a le pouvoir d'enrayer les fermentations à ferments figurés et de tuer les organismes inférieurs.

C'est à cette classe qu'appartiennent le coaltar et l'acide phénique dont on a fait tant de bruit dans ces derniers temps.

CHAPITRE II

LES MALADIES INFECTIEUSES SONT-ELLES DES FERMENTATIONS ?

Faire des maladies des fermentations internes est une idée qui est loin de dater d'aujourd'hui. Chacun sait que Van Helmont faisait jouer à cet ordre de réactions chimiques un rôle considérable dans l'accomplissement des actes physiologiques et pathologiques. Pour lui, c'étaient des ferments qui présidaient à toutes les actions de la vie, et les maladies avaient leur cause dans l'excès ou le défaut des ferments physiologiques, ou bien encore dans la pénétration au sein de l'organisme de ferments venus du dehors et troublant les fonctions en irritant l'archée. M. Bouillaud, dans sa *Nosographie médicale*, s'exprime ainsi au sujet des maladies infectieuses : « On ne saurait se dissimuler que les agents de la plupart des infections et des contagions, ceux de l'infection septique ou putride en particulier, se comportent réellement à l'instar des ferments, et il y a lieu d'espérer que les connaissances nouvelles dont l'étude de ces derniers corps s'est enrichie profiteront à la théorie des maladies infectieuses et contagieuses. Cette opinion tend de plus en plus à s'introduire dans la science. » En 1845, M. Brière, dans une thèse citée par l'auteur de la *Nosographie médicale*, disait : « Tout le monde s'accorde à regarder les virus comme de véritables ferments, » etc. De nos jours cette opinion n'a fait que prendre de l'extension et, à chaque instant, se produisent des travaux acceptant cette donnée comme à peu de chose près parfaitement établie.

Nous savons que, dans les maladies infectieuses, c'est le sang lui-même qui est altéré dans sa constitution. Avec cette donnée, il importe de voir si, dans le liquide sanguin, des fermentations sont susceptibles de se produire pendant la vie ; s'il est un milieu propre aux actes fermentatifs ; et si, par lui-même, il peut devenir, quoique vivant, une véritable *matière fermentescible*, puisque nous savons qu'après la mort il subit la fermentation putride, de même que tous les liquides et tous les solides de l'organisme.

A priori, en étudiant l'état physique du sang et en examinant sa constitution chimique, l'on pouvait, sans crainte, affirmer qu'il était susceptible de permettre aux fermentations de se produire dans son sein. La température de ce liquide, l'alcalinité qu'il présente, sa constitution chimique dans laquelle on voit entrer les substances minérales et organiques qui paraissent indispensables (Pasteur) à la fermentation ; la masse des matières protéiques qu'il renferme et qui sont capables de subir, avec tant de facilité, les modifications isomériques que l'on rencontre dans les actes fermentatifs ; voilà un ensemble de preuves qui pouvaient assurément, de prime-abord, être invoquées en faveur de l'acceptation de cette théorie. Mais, il y a plus; on sait maintenant, de par l'expérimentation, ce que le raisonnement pouvait faire entrevoir. M. Cl. Bernard injecte, à des animaux, de l'amygdaline et de l'émulsine séparément, sans observer aucun résultat facheux pour les sujets mis en expérience; puis il injecte, au même animal, et de l'amygdaline et de l'émulsine; celui-ci tombe bientôt foudroyé par l'acide cyanhydrique qui s'est formé au sein de l'organisme, de la même manière qu'il se fût produit dans un appareil de laboratoire. D'autre part, chez un chien, l'illustre physiologiste injecte de la levure de bière et une solution sucrée, et bientôt l'animal succombe avec tous les symptômes d'une altération profonde du liquide sanguin (adynamie, hémorrhagies multiples). Enfin, MM. Coze et Feltz, dans des expériences très-nombreuses et très-variées, ont démontré qu'il était possible de déterminer dans le sang la fermentation putride; cette démonstration, du reste, avait été faite par M. Bouilaud, dans des expériences restées célèbres.

Étudiées au point de vue des causes qui leur donnent naissance, les maladies infectieuses sont dues à la pénétration dans l'organisme d'un certain nombre de principes qui sont connus sous les noms d'effluves, de miasmes, de virus, de venins. Quelle est la valeur de ces termes? Quelles idées réveillent-ils dans l'esprit, au moins les trois premiers, car celui de venin est suffisamment connu?

Les auteurs ne s'accordent nullement sur la véritable signification qui doit être donnée aux mots effluves, miasmes et virus. Chomel emploie indifféremment le mot effluves et le mot miasmes pour désigner le principe actif de la fièvre intermitente. Pour M. Ch. Robin il existe également une certaine synonimie entre ces deux termes, puisque le miasme n'est pas autre chose que l'effluve qui exerce une action dangereuse sur l'économie animale. M. Bouchut, toutefois, veut que l'on réserve plus spécialement la dénomination d'effluves pour les émanations provenant des matières végétales en état de décomposition ; ce serait alors le véritable agent de la *malaria* entraînant à sa suite les hydrémies et les leucémies ordinaires ; quant au terme miasme, il serait appliqué exclusivement aux émanations qui résultent de la décomposition des matières animales. Cette opinion est partagée par M. Bouchardat. Les virus de leur côté sont difficilement distingués des miasmes; sans doute, un certain nombre d'auteurs regardent comme caractère des virus le pouvoir de se fixer dans un produit de sécrétion (Peter), opinion qui cesse d'être vraie pour le charbon et la syphilis; d'autres veulent que l'inoculabilité soit spéciale au virus (Monneret), mais rien ne prouve qu'il soit impossible d'inoculer les diverses maladies infectieuses, et les affections septiques en sont un exemple. Enfin il est des virus qui sont susceptibles d'être transportés par l'air et d'avoir dès lors une action analogue à celle des miasmes, d'où la dénomination de *miasmes virulents* acceptée par M. Bouchut. Il semblerait donc, d'après cela, que la différence entre les miasmes et les virus ne résidât que dans le mode de transport de l'agent infectieux, ainsi que le fait remarquer avec raison M. de Vauréal. Quoiqu'il en soit, ces diverses dénominations ne prouvent rien pour la nature des agents infectieux, puisqu'elles ne s'appliquent, en somme qu'au mode d'introduction du principe infectieux dans l'organisme. A la vérité, l'on a dit que les maladies qui reconnaissent pour cause l'absorption des effluves ne peuvent se transmettre de l'individu malade à l'individu sain, qu'en un mot elles ne sont pas contagieuses; mais l'étude mieux faite de nos jours des fièvres intermittentes, établit que même ces affections auxquelles le caractère effluvique ne saurait être contesté, présentent parfois des cas où la contagion a pu être démontrée d'une manière positive (Gautier). Pour moi personnellement, je crois que les dénominations d'effluves, de miasmes, de virus, ne doivent entrer en aucune façon en ligne de compte si l'on veut étudier la nature des éléments qui donnent naissance aux maladies infectieuses ; aussi, pour désigner ces éléments, je me servirai de l'expression générale d'*agents infectieux*, adoptant, pour désigner leur provenance, une classification empruntée en partie à M. de Rance, à savoir : Agents infectieux provenant de la décomposition des matières végétales (fièvres intermittentes, malaria) ; agents infectieux mixtes provenant de la décomposition simultanée des matières végétales et animales (probablement fièvre jaune, peste, dyssenterie, choléra, etc.) ; agents infectieux provenant de la décomposition des matières animales, ceux-ci étant fournis par des animaux morts, malades ou sains, nous présentant plus particulièrement le caractère de putridité (septicémie et maladies septicoïdes, typhus divers, pourriture d'hôpital, pustules malignes, etc.) ; agents infectieux provenant d'individus malades, mais donnant lieu à des maladies qui ne présentent pas habituellement le caractère de putridité (fièvres éruptives, charbon, morve, syphilis.) C'est à cette classe d'agents que je crois qu'il serait bon de conserver la qualification de virus; je suis d'accord ici, je le pense, avec M. Chauveau de Lyon.

Ces faits établis, il importe d'étudier si, dans leur constitution, les divers agents infectieux présentent des analogies avec ce que nous savons des ferments. Déjà, pour M. Ch. Robin, les miasmes et les virus sont constitués par des substances organiques ayant subi diverses modifications catalytiques qui opèrent, en raison de la propriété qu'ont ces substances organiques prises en quantité très-minime, de transmettre, d'une manière lente, leur état moléculaire aux autres substances organiques avec lesquelles elles sont en contact.

D'après cela, on voit que, pour M. Ch. Robin, les effluves, les miasmes, les virus, en un mot les agents infectieux, sont des corps catalytiques, analogues à la diastase, autrement dit, ce que j'ai désigné sous le nom de ferments amorphes. Les recherches modernes sont venues, du reste, jeter un jour nouveau sur cette importante question.

Pour tout le monde, les fièvres intermittentes sont des maladies de nature effluvique; la plupart des auteurs s'accordent à les considérer comme devant leur origine à l'absorption des émanations qui proviennent de la décomposition des matières végétales. Depuis longtemps, on s'est préoccupé de rechercher la nature de l'agent qui leur donne naissance. Les effluves furent étudiées avec beaucoup de soin par les chimistes, et les gaz qui y furent rencontrés, notamment par Wollaston, furent considérés comme jouant le principal rôle dans la production de *la malaria*. C'étaient l'azote, l'acide carbonique, l'hydrogène proto-carboné, l'acide sulfhydrhyque. Les recherches de M. Boussingault, qui analysa l'air pris au-dessus des marécages américains, démontrèrent, dans cet air, la présence d'une matière végétale albumineuse très-altérable, qui se précipitait en rouge par le nitrate d'argent.

Vauquelin, Rigault de Lisle, M. Becchi consacrèrent les résultats de M. Boussingault.

Plus tard, M. Boudin voulut que l'agent producteur des fièvres intermittentes dût son origine aux émanations spéciales provenant de plantes particulières qui croissent dans les contrées marécageuses, et qu'il désignait sous le nom collectif *de végétation paludéenne*. Des observations nouvelles montrèrent bientôt que l'air des marais renferme un nombre considérable de corpuscules de matière organique : grains de pollen, infusoires, microzoaires, algues, champignons, monades, vibrions; en un mot, pour employer l'expression de M. Lemaire, tout un monde de microzoaires et de microphytes (Gigot-Suard, Lemaire). Mais, là ne se bornent pas les notions que nous possédons sur l'agent infectieux dit effluves. Au mois de juillet 1870, M. Balestra présentait, à l'Académie des Sciences, le résultat de ses *Recherches et expériences sur la nature et l'origine des miasmes paludéens*. Ce résultat était le suivant : En examinant les eaux des marais Pontins, de Maccareb et d'Ostie, l'auteur y avait découvert des infusoires d'espèces différentes; mais ce qui l'avait frappé c'était l'existence constante d'une petite plante appartenant à l'espèce des algues, et se rapprochant énormément du *cactus peruvianus*. Cette plante se rencontre également dans l'atmosphère de Rome, et on l'y trouve plus abondamment précisément dans les mois d'août et de septembre, époques qui sont également en rapport avec le développement de la fièvre intermittente dans ce pays. L'auteur va plus loin, il montre que les sels de quinine, mis en contact avec la plante dont il s'agit, ont pour effet d'arrêter son accroissement et sa propagation. Il explique de cette manière, l'action de la quinine dans l'infection d'origine paludéenne.

Sans contredit, ce sont les travaux de l'américain M. Salisbury, qui ont la plus haute valeur dans la question traitée ici : par l'examen des produits rejetés hors de l'organisme atteint d'infection paludéenne, expectoration, sueurs, urines, l'auteur est amené à la découverte, dans ces produits, de spores tout à fait particulières et qui s'y trouvent d'une manière constante; suivant lui, ces spores appartiennent à une algue du genre *palmella*. Ce fait établi, la recherche se poursuit d'une part, dans les terrains marécageux qui renferment une énorme quantité d'incrustations d'apparence blanchâtre; d'autre part, dans la vapeur d'eau qui se forme à la surface des marais. Le résultat est la découverte, dans ces deux produits des marécages, de ces mêmes spores de *palmellées* dont il a été parlé plus haut. Mais ce n'est pas tout; voulant donner à ses travaux la sanction expérimentale, M. Salisbury recueille dans des vases, de la terre prise dans les marécages et dans laquelle se trouvent abondamment les palmellées, puis, transportant ces vases dans une contrée où jamais il n'y a de fièvres intermittentes, il les place devant la fenêtre d'une chambre où lui-même et deux jeunes gens se sont installés; une glace polie était de plus placée au-dessus des vases, à une certaine distance. La vapeur d'eau recueillie sur cette glace se montre rapidement couverte de spores, et les expérimentateurs sont atteints de fièvre intermittente au bout de douze à quinze jours. Des expériences analogues sont faites, elles amènent le même résultat, sauf pour l'un des sujets qui s'est montré complétement réfractaire. Sans doute, on trouve dans les produits des malades, notamment dans leurs urines, d'autres végétaux microscopiques, tels que les *torulla*, *penicillum*, *aspergillus*; mais, comme le fait observer l'expérimentateur, leur présence n'est pas constante, tandis que les palmellées se rencontrent toujours. Il ressort donc de cette étude, que dans les émanations effluviques existent des éléments qui peuvent sans aucune objection être considérés comme analogues des spores que l'on trouve dans certains ferments figurés.

Il est un certain groupe de maladies infectieuses qui reconnaissent pour origine l'absorption des émanations dues à la décomposition simultanée des matières animales et végétales. Sans doute, à ce sujet, la science n'est pas parfaitement fixée, et l'on ne saurait présenter ici une affirmation qui certainement serait trop avancée; mais, si l'on tient compte de l'opinion des divers auteurs à cet égard, l'on peut dire que dans ces affections, fièvre jaune, choléra, peste, dyssenterie, cette origine végéto-animale peut être facilement acceptée. Pour ce qui est de la fièvre jaune, il est de toute impossibilité de lui reconnaître le même principe infectieux qu'à la fièvre intermittente, aussi M. Dutroulaux admet-il qu'elle est due à un miasme spécifique. Se basant sur le fait de son apparition plus particulière dans les villes maritimes, tandis que l'on voit les affections intermittentes régner principalement dans les plaines, Griesinger pense que la fièvre jaune doit avoir pour agent infectieux un miasme qui renferme des matières d'origine animale. C'est au milieu des grandes réunions d'hommes, à bord des bâtiments, dans les camps, que la dyssenterie apparaît en même temps qu'elle sévit dans les contrées marécageuses. C'est dans l'Inde, alors que les grands fleuves, sortis de leurs lits, abandonnent sur les plaines les détritus organiques de toute sorte, végetaux, animaux, cadavres humains, que l'on voit se développer le choléra. Aussi, en présence de ces caractères étiologiques, me semble-t-il juste de dire, avec M. de Rance, que ces affections reconnaissent comme agents producteurs les émanations végéto-animales.

Nous n'avons aucune donnée sur la nature des miasmes de la fièvre jaune, de la peste; mais pour le choléra nous sommes plus avancés. Il semble démontré, ainsi que l'admet Griesinger, que le principe infectieux du choléra se trouve contenu dans les matières diarrhéiques évacuées par les malades. Les expérimentateurs, du reste, sont venus apporter un notable contingent de preuves à cette manière de voir. C'est ainsi que Carl Smidt, Mayer, Lauder-Sydny, Charcellay, Lindsay, Legros et Goujon ont prouvé qu'en faisant absorber à des animaux les déjections cholériques, soit fraîches, soit désséchées, il est possible de reproduire expérimentalement cette affection. Lauder, Lindsay ont même établi qu'en soumettant les animaux en expérience aux émanations qui se dégagent de ces matières, ou du sang, ou de la sueur des cholériques, l'affection se manifeste. Il résulte de ces faits que le principe infectieux, qui a pénétré dans l'organisme s'y reproduit abondamment, qu'il en est rejeté par diverses excrétions et qu'il est apte ensuite à reproduire chez d'autres individus une maladie semblable. Il paraîtrait donc qu'il y ait là quelque chose d'analogue à la nature d'un ferment; mais quel est-il? Est-ce un ferment amorphe? Est-ce un ferment figuré? Les expériences de MM. Legros et Goujon, les analyses de M. Baudrimont sembleraient indiquer que ce principe infectieux du choléra doit être considéré comme un ferment soluble, analogue à une sorte de diastase; mais d'autres recherches font incliner vers l'admission d'un ferment figuré. Dès 1849, Brithan et Swaigne démontrèrent, dans les déjections cholériques, l'existence de corpuscules arrondis, très-réfringeants qui furent appelés *corps annulaires* et *choléra fungi* et considérés par M. Busk, de Londres, comme une variété d'*Uredo*. Ces corpuscules furent retrouvés de plus dans les eaux des quartiers où régnait la maladie, ainsi que dans l'air des salles de malades ; les recherches en question furent confirmées par M. Williams. D'autre part, Pouchet, en 1849, Rainey et Hassall, en 1854, ont reconnu, dans les déjections cholériques, la présence d'un infusoire particulier, le *vibrio rugula*. Cette importante question a, du reste, été étudiée par d'autres observateurs. Le professeur Hallier, d'Iéna, a trouvé dans les selles cholériques des quantités considérables de granulations moléculaires qu'il désigne sous le nom de *micrococcus* et qui, d'après lui, serait une des formes biologiques du *pénicillium crustaceum*. Ces granulations, également reconnues par MM. Klob et Thomé, formeraient, à la surface de la muqueuse intestinale, des plaques blanchâtres ayant une grande analogie avec le mucus. Ces spores ou granulations existent dans l'air et dans les eaux des contrées atteintes par la maladie, ainsi qu'il résulterait des recherches de MM. Thompson et Raincy (de Rance). Sans doute, on trouve dans les selles cholériques d'autres microphites, mais ceux-ci , qui sont des *leptothrix* et des *cryptococcus* dérivent des micrococcus dont je viens de parler. Voici, du reste, quel serait l'action de ces organismes inférieurs. Ils pénètrent abondamment les cellules épithéliales de l'intestin et en amènent la destruction rapide. D'autre part, par leur action propre sur le liquide sanguin au sein duquel ils déterminent une sorte de fermentation, ils donnent lieu à la production des symptômes généraux de cette terrible maladie. Mais Hallier ne s'est pas borné à la simple constatation que je viens de signaler; il a entrepris des cultures ayant pour but de démontrer la transformation du micrococcus en leptothrix, cryptococcus etc.; de plus, voulant donner la sanction expérimentale à cette idée, émise en 1833, que le choléra asiatique provenait de l'usage du riz vicié par la présence d'une mucédinée qui croît sur cette plante, il a arrosé avec des selles cholériques du riz qu'il avait planté, et a constaté la présence dans les graines de micrococcus semblables à ceux des selles cholériques. Ces spores, semées dans des milieux convenables, ont à leur tour reproduit les leptothrix et les cryptococcus. On le voit, comme pour les fièvres intermittentes, l'on peut dire que la nature du principe infectieux du choléra permet de l'assimiler à un ferment soit amorphe (Legros et Goujon), soit figuré (Bruthan, Budd, Thomé, Hallier).

La pénétration au sein de l'organisme de matières animales en voie de décomposition putride, donne lieu à des maladies dont le caractère générique est déterminé par l'expression de *septicémie.* L'état plus ou moins avancé de la putréfaction des matières absorbées, les conditions dans lesquelles se trouvent placés les sujets atteints peuvent imprimer à ces affections un cachet particulier, mais il est certain que toutes elles ont entr'elles un air de parenté qu'on ne saurait méconnaître. C'est ici que je place la septicémie vraie, les différents typhus, la pourriture d'hôpital, l'érisipèle gangréneux et autres affections du même genre, qu'elles soient dues à l'absorption, par une voie ou par une autre, d'émanations putrides, d'émanations provenant de l'homme ou des animaux sains ou malades, qu'elles aient été précédées ou non d'une délibitation antérieure des organismes par une mauvaise hygiène, défaut d'aération, nourriture insuffisante ou altérée. Ce groupe, à mon sens, a quelque chose de spécial, c'est la putridité, caractérisée symptomatiquement par l'état typhoïde. Or, que savons-nous des agents infectieux dans ces maladies ?

Déjà Borsiéri croyait que le principe septique était un miasme subtil, ayant pénétré dans les humeurs, circulant avec elles et possédant la faculté de s'y multiplier à l'instar d'un ferment. Des recherches importantes furent faites pour découvrir quel était l'agent actif dans la production des maladies à caractère septique. Les gaz variés résultant de la putréfaction furent injectés dans les veines d'animaux mis en expérience. C'est ainsi que Gaspard, en 1822, expérimenta l'acide carbonique, l'hydrogène et l'acide sulfhydrique, sans obtenir de résultats biens certains. L'ammoniaque fut également injectéet causa la mort précédée d'hémorrhagies intestinales; mais, ainsi que le remarquent MM. Coze et Feltz, il est impossible que des doses de cette substance aussi faibles que celles qui pourraient être absorbées dans les cas d'injections puissent déterminer ces accidents, puisque tous les jours elle est employée en médecine sans les occasionner, puisque le Dr Halford l'emploie en Australie contre le venin des serpents, puisqu'il existe dans la science des cas où son administration a déterminé la guérison de la fièvre puerpérale (Tyler-Smith, 1870, cité par Coze et Feltz.) Les substances qui se forment pendant la fermentation putride ont été également étudiée expérimentalement par Billroth et Weber qui ont injecté l'hydrogène sulfuré, le sulfure de carbone, le sulfhydrate d'ammoniaque, le carbonate d'ammoniaque, la leucine, l'acide butyrique, et, si certaines d'entre elles ont donné lieu à une élévation de température et à des lésions diverses du côté de l'intestin, l'on peut dire cependant qu'aucune n'a eu de constance dans la détermination d'une maladie analogue à la septicémie. Enfin dans ces derniers temps (*Medic. central. Zeit. et Allgem. Wien. Medic Zeit.*, août 1871.) M. Samuel a cru pouvoir attribuer les maladies septiques à une combinaison chimique particulière. Suivant lui, les matières septiques présentent un caractère spécial qui permet facilement de les reconnaître. Elles auraient le pouvoir de déterminer, par leur inoculation sous la peau, une inflammation avec tuméfaction, coloration verdâtre et odeur putride. Les substances que l'on trouve dans les matières en putréfaction sont : la leucine, l'acide butyrique, l'acide valérianique, le carbonate d'ammoniaque, l'eau sulfureuse, l'acide sulfo-carbonique, l'acide formique et le sulfure d'ammonium. Or, de toutes ces combinaisons chimiques il en est une seule qui produise l'inflammation caractéristique de la septicémie, c'est le sulfure d'ammonium; aussi est-ce ce corps qui, pour M. Samuel, constitue l'agent septique, et toutes les fois qu'il est introduit dans l'organisme, qu'il soit ou non mélangé à du sang, du pus ou d'autres humeurs, il donne lieu à la septicémie. La nouveauté de ces recherches m'empêche, comme on peut facilement le comprendre, de me prononcer à leur sujet. Chacun a présentes à l'esprit les études de M. Bergmann sur une substance spéciale qui existerait dans les matières en putréfaction.

L'existence de cette substance a été soutenue brillamment à l'Académie de médecine par M. Verneuil, dans la discussion sur l'infection purulente, où cet auteur l'a désignée sous le nom de de *sepsine*. Pour Bergmann, l'agent infectieux est une matière azotée, très-diffusible, qui traverse les filtres et qui n'est pas précipitée par l'acétate de plomb. D'après cela, il serait très-possible de considérer la sepsine de Bergmann comme un véritable ferment soluble; mais cette idée n'est pas admise par tous les expérimentateurs, et les recherches dont il me reste à parler tendent à prouver que l'agent des maladies septiques se rapproche des ferments figurés.

Griesinger déjà, croit que l'élément producteur des affections septiques est de nature pulvérulente, et Panum, par ses études, arrive à montrer que ce n'est pas une substance volatile. M. Lemaire, en 1867, examine la vapeur d'eau condensée dans une chambre occupée par 20 soldats, et y reconnaît la présence de corpuscules de toutes formes, sphériques, ovoïdaux, cylindriques qui diminuent de quantité dans le liquide examiné à mesure que s'y montrent les bactéries et les vibrions. Pour M. Lemaire, ces corpuscules sont des germes d'infusoires. Ces mêmes germes se rencontrent dans la vapeur condensée de l'air provenant d'une casemate renfermant 17 personnes. Dans les salles d'hôpital où se trouvent placés un certain nombre de malades, on remarque de même, dans la vapeur d'eau condensée, des spores de toute nature qui peuvent être considérées comme les agents producteurs des maladies à caractère septique que l'on voit s'y développer.

Mais si l'on examine le sang des sujets atteints de ces affections diverses, il est remarquable de voir que l'on y rencontre les organismes ferments d'une manière constante. En 1848, Budd montre l'existence des bactéries dans certaines maladies septiques des animaux ; M. Tigri les signale, en 1863, dans la fièvre typhoïde, ainsi que MM. Signol et Magnin, dans la fièvre typhoïde du cheval ; MM. Coze et Feltz, dès 1866, les observent dans la septicémie vraie, la septico-pyohémie, la fièvre puerpérale. Tout le monde connaît les bactéridies du charbon et de la pustule malignes, découvertes par M. Davaine. M. Hallier, d'Iéna, a démontré dans le typhus les spores de deux champignons, celles du *rhizopus nigricans* et celles du *penicellium crustaceum*, qu'il a rencontrées dans le sang et dans les intestins. Le typhus famélique se caractérise pour le même auteur par l'action d'une semblable mucédinée, le *rhizopus nigricans* qui se développe plus particulièrement sur les aliments altérés et notamment sur les pommes de terre.

Non-seulement on rencontre dans les agents producteurs des maladies typhiques les caractères physico-biologiques qui permettent de les considérer comme des ferments, mais il est à remarquer qu'ils agissent sous un petit volume, qu'ils se reproduisent au sein des organismes malades, et que même ils semblent accroître leur activité propre en traversant plusieurs organismes. Les expériences de MM. Coze et Feltz ont, à ce sujet, une valeur considérable. Par des injections de sang malade, de septicémie, de fièvre typhoïde, ces auteurs ont établi d'une manière complétement évidente cet accroissement d'activité de l'agent infectieux à mesure qu'il traverse de nouveaux organismes.

Il résulte donc de tout ce qui vient d'être dit que les agents producteurs des maladies à cachet septique peuvent être considérés comme des ferments, puisqu'ils présentent, autant que la chose peut être affirmée dans l'état actuel de la science, les caractères physiques, chimiques et biologiques des ferments et qu'ils semblent se comporter d'une manière assez analogue à celle de ces derniers agents.

Il me faut examiner maintenant les éléments producteurs de celles-là des maladies infectieuses qui ne présentent pas habituellement le caractère de putridité et auxquelles il convient de conserver le nom de maladies virulentes. On le sait, les affections de ce groupe se transmettent de l'individu malade à l'individu sain, tantôt par voie miasmatique (miasmes virulents), tantôt par voie d'inoculation. C'est ici que se placent les fièvres éruptives : variole, vaccine, scarlatine, rougeole, clavelée ; les affections farcino-morveuses, le charbon, la rage et la syphilis sous toutes ses formes, etc., etc. Voyons donc quelles sont les données que nous possédons relativement à la nature de leurs principes infectieux.

Jusqu'aux recherches de MM. Coze et Feltz, de 1865, on n'avait que des données extrêmement vagues sur les principes virulents, producteurs des maladies dont il s'agit. L'on savait que ces affections se transmettent d'un individu à un autre, que leurs agents producteurs agissent en petite quantité et pullulent abondamment chez les sujets qui en sont atteints. Les travaux de MM. Pelletier, Sedillot, Gaultier de Claubry, qui avaient étudié au microscope le virus variolique, n'avaient donné que des résultats peu satisfaisants. Ces auteurs, en effet, n'avaient trouvé par leur examen que des cellules épithéliales, des globules muqueux et une sorte de cristallisation attribuée à la présence d'un sel ammoniacal. C'est dans le sang que MM. Coze et Feltz se proposèrent de retrouver les éléments de l'infection. Leurs études, qui furent suivies d'un grand nombre d'expériences, leur démontrèrent la présence dans le liquide sanguin d'organismes inférieurs constants et qui leur parurent spéciaux pour chacune des fièvres éruptives qu'ils ont examinées. C'est ainsi que dans le sang varioleux ils rencontrèrent des bactéries nombreuses, rappelant le *bacterium termo* de Muller et le *bactérium bacillus* de Pasteur; voici du reste la description qu'en ont donnée ces auteurs : « Tantôt ce sont des éléments isolés, non striés, ni disposés en chaînettes, parfaitement lisses, plus ou moins fins, ressemblant à de petits rectangles, d'une épaisseur de $0^{mm}0008$ en moyenne et d'une longueur moyenne de $0^{mm}007$. Ces éléments ne sont pas complétement rigides, ils peuvent se courber par un mouvement vermiculaire et glissent avec lenteur sur le champ de l'instrument. Tantôt ils sont accolés et comme articulés deux à deux.» Des éléments semblables se rencontrent également dans les organes internes, le foie, la rate, et dans le liquide transparent des pustules. Dans la scarlatine, des organismes inférieurs appartenant également au genre *bacterium*, se montrent dans le sang infecté. Ils mesurent chez l'homme, en longueur $0^{mm}0006$, en largeur, $0^{mm}0002$; enfin on trouve des éléments analogues dans le sang des individus atteints de rougeole, mais ici, les bactéries sont d'une finesse extrême et doués d'une très-grande mobilité.

Comme dans la fièvre typhoïde, les expérimentateurs de Strasbourg ont constaté que les propriétés actives des principes infectieux s'accroissent d'intensité en traversant un plus grand nombre d'organismes. M. Hallier s'est occupé également de cette importante question et ses recherches ont porté sur les liquides virulents eux-mêmes. Dans la sérosité des boutons varioliques, dans le pus de ces mêmes boutons, le professeur d'Iéna a démontré la présence de granulations spéciales qui, suivant lui, seraient le micrococcus d'un champignon particulier se développant sur les fumiers et les excréments, et qu'il croit être la *torula refuscens*. Chose remarquable, toujours d'après M. Hallier, dans la sérosité vaccinale, le même élément virulent se rencontrerait, et c'est précisément ce qui expliquerait l'antagonisme réciproque de ces deux affections et l'action prophylactique de la vaccine. Enfin, M. Chauveau, dont les recherches ont porté sur les virus de la vaccine, de la variole, de la clavelée, dans laquelle MM. Hallier et Zurn avaient rencontré les spores de la *pleospora herbarum*, ont donné les résultats suivants qui, sans contredit, sont les plus complets que nous possédions sur cette question. Après avoir constaté que les humeurs virulentes sont constituées par des liquides tenant en suspension des corpuscules solides, le professeur de Lyon cherche à déterminer à laquelle de ces deux parties constituantes les virus doivent leur activité. C'est à la dilution qu'il s'adresse pour résoudre ce problème, et après avoir posé ce principe que, si c'est dans la partie liquide que siége l'agent virulent, la dilution devra diminuer de plus en plus son énergie, il montre par des inoculations successives qu'il n'en est pas ainsi, mais qu'avec une humeur virulente énormément diluée, il obtient, et des inoculations sans résultat, et des inoculations avec résultat. Ces faits ne peuvent s'interpréter qu'en n'acceptant comme actives dans les humeurs virulentes, que les parties solides qui sont plus ou moins isolées les unes des autres suivant que la dilution a été plus ou moins considérable. Dans ce cas, en effet, l'instrument qui sert à pratiquer les inoculations a plus ou moins de chance de se charger des particules solides suivant le degré de la dilution, et dès lors, le nombre des inoculations à résultat doit diminuer avec ce même degré, les inoculations réussies présentant, du reste, à peu de chose près, les mêmes caractères. C'est précisément ce qui arrive dans ce genre de recherches, et les expériences de M. Chauveau sont concluantes à cet égard. Au reste, en se servant de la diffusion des liquides, l'expérimentateur arrive à prouver de même que ce sont les particules solides des virus qui, en réalité, renferment l'agent actif. Mais, on le sait, dans les humeurs de l'organisme on rencontre des particules solides de diverse nature, des cellules, des granulations moléculaires; or, en se servant du même procédé de dilution, M. Chauveau est arrivé à démontrer que précisément ce sont les granulations moléculaires qui jouissent plus particulièrement de l'activité virulente; et comme, dans les leucocytes, dans les cellules, on rencontre de ces granulations moléculaires, il en conclut que *dans les virus les agents actifs sont des éléments anatomiques.*

Le principe actif de la rougeole et celui de la péripneumonie des bêtes à cornes, affections qui ont été considérées par M. Tomson, comme présentant certaines analogies, ont été également étudiées par MM. Hallier et Zurn; ils y ont démontré des micrococcus nombreux s'accolant bout à bout et constituant ainsi de véritables bactéries. Ces micrococcus, cultivés par les observateurs cités, ont donné naissance à une mucédinée spéciale croissant sur les excréments, le *mucor mucedo.*

Dans la morve et dans la syphilis, des éléments analogues ont été rencontrés. Kinner et Christot ont vu, dans le sang et les humeurs des animaux atteints d'affections farcino-morveuses, des bactéries également rencontrées par M. Muller; et M. Zurn y a reconnu la présence de micrococcus tantôt libres, tantôt adhérents entre eux, de manière à figurer des bactéries qui jouissaient souvent d'une grande mobilité. Les spores en question seraient semblables à celles que l'on rencontre dans la syphilis et leur culture amènerait le développement d'une même mucédinée, le *coniotheccium syphilicum*. Ces recherches toutefois ne sont pas confirmées par M. Salisbury qui, lui, reconnaît un champignon spécial à chacune de ces deux affections.

Le virus rabique nous est jusqu'ici inconnu dans sa nature intime.

Les venins présentent, on n'en peut douter, une grande analogie avec les ferments. Comme eux, ils ont une constitution chimique des plus complexe, ils agissent sous un faible poids et déterminent avec rapidité des accidents qui prouvent la profonde altération du liquide sanguin sous leur influence ; l'apparition des ecchymoses, des pétéchies, des hémorrhagies survenant sur les muqueuses en sont des preuves convaincantes.

D'après l'étude qui vient d'être faite, on peut dire que les principes actifs des maladies infectieuses présentent la plus grande analogie avec les ferments eux-mêmes, puisque, chez la plupart, on retrouve les caractères distinctifs de ces agents. En se plaçant à ce nouveau point de vue, il semble qu'il est possible d'accepter pour ces principes la classification de M. Gautier. Un fait est remarquable, en effet, c'est que parmi les agents infectieux, les uns paraissent aptes à se reproduire au sein des organismes qu'ils ont envahis, les autres s'épuisant en produisant leur action. A cette dernière catégorie appartiennent assurément les venins. Tous les autres agents, miasmes, effluves, virus, rentrent dans la première. Sans doute, la plupart des auteurs considèrent les maladies effluviques, fièvres intermittentes, comme étant dues à un agent infectieux qui ne se reproduit pas, mais j'ai déjà dit qu'il existe dans la science un certain nombre de cas qui paraissent démontrer la contagiosité de ces maladies.

Une dernière analogie doit être mise ici en évidence ; j'ai dit que la spécificité des ferments, bien qu'existant d'une manière générale, présente cependant des exceptions ; c'est ainsi que l'on voit le *micoderma vini* se modifier dans sa forme et son mode de reproduction, suivant la richesse ou la pauvreté du terrain où il se trouve placé. Des exemples semblables nous sont présentés dans l'évolution de certains agents infectieux. Chacun sait que les maladies du cheval, connues sous les noms de horse-pox, eaux aux jambes, javard, reproduisent chez la vache le cowpox. La classe des maladies septiques ou septicoïdes pourrait peut-être être considérée comme présentant des variations de ce genre, typhus, typhus à rechute, fièvre typhoïde, septicémie ?

Voyons maintenant si les modifications qui se présentent au sein du milieu fermentescible que nous avons appelé le sang, peuvent faire songer à regarder les maladies infectieuses comme étant des fermentations. En nous reportant à la définition de l'acte fermentatif que nous donne M. Ch. Robin, nous voyons que les fermentations sont des actes chimiques dans lesquels il y a production de chaleur et de gaz, et où se rencontrent des phénomènes de dédoublement.

Toutes ces affections, même la syphilis, au moins à son début (Lancereau), bien qu'elle soit désignée sous le nom de maladie infectieuse chronique (Niemayer), présentent comme symptôme constant, la fièvre. Or, la fièvre, on le sait, a pour caractère propre l'élévation de la température, et celle-ci nous est démontrée d'une manière aussi complète que possible par le thermomètre qui, surtout depuis les travaux de Simon et de Wunderlich, nous a fait connaître et son intensité et sa marche caractéristique dans la plupart des maladies. Mais la fièvre existe également, chacun le sait, dans les maladies inflammatoires, et dans ces cas elle est liée d'une manière constante à l'exagération des combustions organiques, comme l'ont prouvé les analyses des résidus de ces combustions qui font connaître l'augmentation de l'urée qui, de 30 grammes dans les vingt-quatre heures, chiffre normal, peut aller, malgré la diète, jusqu'à 40 et 50 grammes, et l'augmentation de l'acide urique s'élevant pour les vingt-quatre heures de 0, gr. 50 à 0, gr. 80 et 1 gramme. Toutefois cette fièvre qui accompagne les affections inflammatoires est intimement liée à la lésion locale et l'on peut dire qu'elle est susceptible de l'interprétation par action réflexe qui en a été donnée par M. Cl. Bernard. A la vérité, dans les maladies infectieuses, au moins dans la plupart d'entre elles, on rencontre une exagération des combustions organiques, mais cette exagération ne se montre pas dans toutes, et de plus, dans celles où elle existe d'une manière manifeste, elle doit être étudiée de plus près, ainsi que je vais le montrer.

En analysant chimiquement le sang dans la variole transmise à des animaux mis en expérience, MM. Coze et Feltz sont arrivés aux résultats suivants pour les substances qui sont la caractéristique des matières combustibles de ce liquide, le glucose, et celles qui sont les résidus des combustions organiques, l'urée.

100 grammes de sang d'animaux infectés renferment, en moyenne :

Urée.	0,11 centigrammes.
Glucose . . .	0,01 centigramme.

Or, à l'état normal, on trouve dans le sang de ces mêmes animaux (lapins) :

Urée. . . . . 0,06 centigr. 0/0.
Glucose . . . 0,04 centigrammes.

Il y a donc en réalité, exagération des combustions organiques dans cette affection, puisque le chiffre de l'urée s'est accru de 0,05 centigrammes et que celui du glucose a diminué de 0,03 centigrammes.

Dans la scarlatine, les chiffres des mêmes substances sont :

Urée. . . . . 0,08 centigrammes.
Glucose . . . traces légères.

Dans l'infection puerpérale, mêmes résultats :

Urée. . . . . 0,08 centigrammes.
Glucose . . . 0 —

Mais à côté de ces maladies infectieuses dans lesquelles les combustions exagérées peuvent rendre compte, bien qu'incomplètement comme on le verra tout à l'heure, de la fièvre, il en est d'autres où, loin d'augmenter, les mêmes combustions diminuent, ainsi que l'attestent d'une manière positive les chiffres de l'urée et du glucose que l'on trouve dans le sang. Et cependant, dans ces affections, la manifestation fièvre n'en existe pas moins. La fièvre typhoïde et la septicémie simple sont dans ce cas, et les chiffres ci-dessous, trouvés par les auteurs cités plus haut, ne laissent aucun doute à cet égard.

Dans la fièvre typhoïde on trouve :

	Urée	0, 04	centigram. p. 0/0.
	Glucose	0, 08	
L'état normal étant :	Urée	0, 06	
	Glucose	0, 04	

Il y a donc diminution de l'urée et augmentation du glucose.

Dans la septicémie les chiffres sont :

Urée	0, 03	centigram.
Glucose	0, 04	

D'après ce qui précède, on peut voir que dans la fièvre typhoïde, que dans la septicémie il est de toute impossibilité d'attribuer l'élévation de la température aux combustions internes, et qu'il faut nécessairement qu'une autre cause vienne rendre compte du symptôme fièvre qui se manifeste dans ce cas. La localisation des plaques de Peyer, dans la fièvre typhoïde, ne peut faire comprendre cette élévation de la température, puisqu'alors il s'agirait d'une fièvre inflammatoire, fièvre par action reflexe de Cl. Bernard, et que dans cette sorte de fièvre il y a exagération des combustions. De plus, il resterait encore la septicémie qui, dans le plus grand nombre des cas, tue rapidement sans donner lieu à aucunes localisations pathologiques.

Mais, si l'on soumet au calcul les analyses chimiques du sang dans les maladies infectieuses où les combustions sont exagérées, on arrive à des résultats qui établissent que la fièvre, ou plutôt l'élévation de la température, ne peut être due uniquement à ces combustions.

Me servant des données numériques citées plus haut, j'ai calculé, pour la variole, quelle était la quantité de calories produite par la combustion du sucre, et je suis arrivé à établir que, dans toute la masse du sang, qui est très-approximativement de 300 grammes chez un lapin du poids de 1800 grammes, la combustion du sucre fournissait 3 calories 2055, qui seront susceptibles d'élever la température de l'animal, si on le considère comme de l'eau, de 1°, 7. Doublant ce chiffre, afin de tenir compte des autres principes immédiats qui peuvent être brûlés, j'arrive au résultat de 3°, 4. Or, dans la variole, la moyenne de la température est de 43°, 5 et 44° ; soit une élévation en plus de 1° et de 1°, 6, qui ne peuvent s'expliquer par les combustions organiques ordinaires seules.

Le premier caractère de l'élévation de la température se rencontre donc dans les maladies infectieuses comme dans les fermentations.

Si maintenant l'on considère les gaz du sang dans ces affections, on trouve qu'ils subissent des modifications de la plus haute valeur. D'une manière générale, on peut dire que dans toutes les maladies où des analyses de cette nature ont été faites, on trouve une diminution considérable d'oxigène et une énorme accroissement d'acide carbonique (fièvre typhoïde, septicémie, variole, scarlatine, fièvre puerpérale). Qu'il s'agisse du sang artériel ou du sang veineux, ou bien encore du sang total, les mêmes faits se présentent. Et chose remarquable, les proportions d'acide carbonique sont beaucoup trop élevées pour que la production de ce gaz puisse être attribuée aux combustions, dans celles-là des maladies infectieuses où il y a exagération de ces combustions. Quant à celles où il y a diminution, il est de toute évidence qu'il est impossible d'arguer de cette cause d'augmentation d'acide carbonique.

Quelques chiffres me semblent devoir être cités ici.

Dans le sang normal du lapin, on trouve pour 100 c. cubes :

1° Sang artériel	O	19, 15
	Co ²	3, 71
2° Sang veineux	O	11, 19
	Co ²	3, 94
3° Sang total, animaux tués	O	15, 70
	Co ²	9, 73

Or, ces chiffres deviennent :

1° Dans la fièvre typhoïde.

Maximum de la fièvre.	A sang artériel	O	13, 09	soit	— 6, 06
		Co²	7, 63	soit	+ 3, 92
	B sang veineux	O	10, 21	soit	— 0, 98
		Co²	8, 78	soit	+ 4, 84
	C Sang total. . anim. morts.	O	8, 91	soit	— 6, 79
		Co²	10, 73	soit	+ 1,

2° Dans la variole.

Maximum de la fièvre.	A Sang artériel	O	11, 83	soit	— 7, 32
		Co^2	6, 11	soit	+ 2, 40
	B Sang veineux	O	9, 63	soit	— 1, 56
		Co^2	9, 17	soit	+ 7, 23
	C Sang total. . morts . . .	O	9, 10	soit	— 6, 60
		Co^2	9, 26	soit	+ 0, 48

3° Dans la fièvre puerpérale.

A Sang artériel	O	14, 60	soit	— 4, 55
	Co^2	9, 54	soit	+ 5, 83
B Sang veineux	O	14, 66	soit	+ 3, 47
	Co^2	10, 50	soit	+ 6, 56
C Sang total. . morts. . .	O	8, 92	soit	— 6, 78
	Co^2	11, 22	soit	+ 1, 49

L'oxigène et l'acide carbonique tendent donc à se rapprocher de quantité dans le sang, et deplus il arrive un moment où l'acide carbonique est supérieur à l'oxigène. Il résulte de cet examen des gaz du sang dans les maladies infectieuses diverses qu'il y a réellement là une véritable production de gaz. Toutefois il est important de remarquer ici que ces gaz produits ne se rencontrent pas à l'état de bulles dans le liquide sanguin, et qu'ils ne sont pas susceptibles de déterminer des accidents analogues à ceux de l'introduction de l'air dans les veines qui, suivant MM. Michel et Feltz, de Strasbourg, agirait comme de véritables embolies capillaires. Ici, les gaz formés sont immédiatement absorbés par le plasma ; nous savons en effet que le plasma sanguin est très-avide d'acide carbonique, nous savons que le sang veineux est encore susceptible d'absorber, en sus de la quantité d'acide carbonique qu'il renfermait déjà, 48 p. 0/0 de ce gaz, de sorte qu'il est presque juste de dire que le sang n'est jamais saturé d'acide carbonique. (Ch. Robin. — *Humeurs normales et morbides.*)

Mais dans les actes fermentatifs il se produit également des dédoublements, et il est urgent de savoir s'il en est de même dans les affections dont il est question ici. Sans envisager la découverte qu'ils ont faite à ce sujet au point de vue où je me place, mais en la considérant simplement comme un signe de la profonde altération que subit le sang dans les maladies infectieuses, MM. Coze et Feltz ont démontré dans ce liquide des dépôts de fibrine en quantité parfois considérable (septicémie). Il importe de montrer ici que ces dépôts de fibrine ne sont précisément pas autre chose que le résultat d'un véritable dédoublement.

Depuis les travaux de Denis de Commercy sur le sang, travaux qui datent de 1859, les données que l'on possédait sur les matières albuminoïdes de ce liquide se sont modifiées d'une manière complète. Jusque-là on comptait dans le sang 78 pour mille de substances coagulables, se divisant en 75 d'albumine et 3 de fibrine. Mais Denis a démontré que telle n'était pas la nature vraie des matières albuminoïdes et que l'on rencontrait en réalité dans le sang deux substances albuminoïdes, l'une, la *sérine* (53 pour 1000) qui ne se coagule pas par le chlorure de sodium, l'autre, la plasmine (25 pour 1000), coagulable par cet agent. Cette dernière matière qui est soluble dans l'eau, se dédouble au bout de 5 à 6 minutes, en deux autres et donne par coagulation, ou sous l'influence du battage, 3 à 4 grammes d'une substance qui possède tous les caractères de la fibrine ordinaire commune. De ces travaux il résulte que la fibrine n'existe pas toute formée dans le sang, mais qu'on y rencontre une substance nommée plasmine par Denis, fibrinogène par Virchow, dont les travaux ont confirmé ceux de Denis, et que cette substance, par dédoublement, donne naissance d'une part à la plasmine dissoute, d'autre part à la plasmine concrète, fibrine des anciens auteurs. Dans le sang normal jamais les dédoublements de la plasmine ne se manifestent, abstraction faite des modifications locales vasculaires qui, par action mécanique, peuvent y donner lieu (inflammation des vaisseaux, athérôme eet.) Du moment donc où, dans le sang, l'on rencontre des coagulums fibrineux, des dépôts de fibrine, comme les désignent MM. Coze et Feltz, en dehors des conditions mécaniques dont je viens de parler, il est de toute évidence que ces dépôts, dûs au dédoublement de la plasmine, reconnaissent pour cause une modification de la constitution chimique du sang.

Mais les changements qui surviennent du côté des éléments globulaires rouges du sang viennent encore établir une certaine analogie avec les actes fermentatifs. Si l'on étudie la marche de la fermentation putride dans le sang, si l'on suit pas à pas, ainsi que je l'ai fait un grand nombre de fois, les changements que présentent les hématies pendant cette fermentation, on voit ces éléments, qui dans les premiers temps sont cohérents entre eux, perdre cette cohérence et bientôt subir des déformations remarquables. De discoïdes qu'ils étaient et parfaitement limités par un cercle, on les voit devenir elliptiques, quadrilatéraux, pousser de petits prolongements filiformes en nombre plus ou moins considérable qui leur donnent l'apparence désignée sous les noms de *roue de moulin* ou de *chatons de marrons d'Inde*. Plus tard ils présentent une forme sphérique, tout en montrant toujours les petites pointes que j'ai indiquées; finalement au bout de deux, trois, ou même quatre jours, suivant la saison, ils sont réduits à un point central d'où partent trois ou quatre prolongements filiformes. En même temps que se produisent ces altérations globulaires, on voit se former dans le liquide des cristaux de matière colorante. Or, dans les maladies infectieuses, les mêmes changements de forme se produisent pour les globules rouges, les mêmes cristaux apparaissent. Dans leur premier mémoire, MM. Coze et Feltz avaient pensé que les prolongements se montrant à la périphérie des hématies pouvaient bien être des bactéries qui s'y seraient fixées, mais je me suis assuré de la non-justesse de cette manière de voir. On sait que les globules rouges sont solubles dans l'acide acétique et que les infusoires en question résistent à ce réactif; or, en traitant les hématies qui ont subi la déformation ci-dessus par cet agent, les globules disparaissent d'une manière complète, ainsi que les fins prolongements qui leur sont adhérents. Ces changements des éléments rouges du sang se sont rencontrés dans toutes les maladies infectieuses qui ont été étudiées par MM. Coze et Feltz (septicémie, fièvre typhoïde, fièvre puerpérale, variole, rougeole, scarlatine) et chacun sait que dans les fièvres intermittentes les hématies diminuent rapidement et considérablement (Léonard et Foley, 1846, cités par Grisinger), et que l'on trouve dans le sang une grande quantité de pigment provenant de la fonte de ces éléments anatomiques (Meckel, Heschl, Frérichs, Virchow), d'où résulte fréquemment la maladie désignée par Virchow, sous le nom de *mélanémie.*

Il est une objection qui vient se poser ici contre la nature fermentative des maladies infectieuses. Si, dit-on, les affections dont il s'agit sont réellement des actes fermentatifs, il doit être de la plus grande facilité de les guérir. Nous possédons, en effet, un certain nombre de substances qui arrêtent la fermentation d'une manière certaine ; ces substances, je les ai signalées dans la première partie de ce travail. Comment se fait-il donc que, dans les maladies infectieuses, les médications anti-fermentatives ne donnent pas de résultats plus remarquables. Mais à cette raison, qui s'appuie sur l'aphorisme *naturam morborum curationnes demonstrant*, il est facile de rappeler que les agents qui guérissent la fièvre intermittente, sulfate de quinine, iode, etc., sont précisément de celles qui arrêtent la fermentation; que les recherches thérapeutiques du Dr Polli, de Milan, ont montré l'efficacité des sulfites et des hyposulfites dans un certain nombre de maladies infectieuses. L'acide phénique, préconisé dans la fièvre typhoïde, par M. Béchamp et dans la variole, par M. Chauffard, n'a pas paru sans doute remplir les espérances basées sur sa nature d'agent anti-septique; mais cet acide est devenu d'un usage fréquent, et le professeur Lister, de Glascow, en a fait la base d'un traitement général des plaies qui lui donne des résultats très-importants. Les expériences de M. Pécholier (Pécholier, académie des Sciences, mars 1869), de M. Morache (Morache, académie des Sciences, 13 juin 1870), ont de plus montré que la créozote employée dans la fièvre typhoïde abaisse la température dès le moment de son administration, et qu'elle amène, vers la fin de la deuxième semaine, la défervescence complète. Il semble donc que, d'après ces résultats, l'argument ci-dessus perde beaucoup de sa valeur; mais tout n'est pas là. Si l'on veut tenir compte de ce qu'est l'organisme vivant, il sera facile de comprendre pourquoi les fermentations ne peuvent y être arrêtées d'une manière aussi nette que dans les matras de laboratoire. Tout d'abord, à quel moment commence-t-on le traitement des maladies infectieuses? C'est quand la maladie se manifeste d'une manière ostensible, quand elle a pris un caractère de gravité que l'on a recours à la médication. Nous le savons, les maladies infectieuses présentent toutes une période que l'on appelle période d'incubation et pendant laquelle, sans contredit, l'agent infectieux ne reste pas inactif. Alors donc qu'intervient la médication curative, ne s'est-il déjà pas produit dans le sang des modifications considérables que cette médication elle-même ne peut réparer. Les médicaments que l'on introduit dans l'organisme pour combattre les maladies infectieuses sont-ils employés en quantité suffisante, et peut-on croire qu'un ou deux grammes d'acide phénique, fussent-ils absorbés complétement, soient susceptibles d'arrêter les phénomènes fermentatifs dans les onze ou douze litres qui constituent la masse du sang? Ces médicaments, enfin, ne restent-ils pas trop peu de temps dans le liquide sanguin? Ne sont-ils pas éliminés d'une manière trop rapide par les divers émonctoires de l'économie, peau, rein, poumon? L'acide phénique, on le sait depuis le travail de M. Danion (*De l'acide phénique*, thèse de Strasbourg, 1869), ne séjourne qu'un temps très-court dans le sang, d'où il est rejeté rapidement par le poumon et le rein. Voilà, à mon sens, un certain nombre de questions qui demandent à être élucidées, si l'on veut ne pas admettre la nature fermentative des maladies infectieuses en se basant sur les résultats souvent négatifs que fournit, dans leur thérapeutique, la médication anti-septique.

Enfin, une dernière objection me reste à examiner ; elle a trait aux fièvres intermittentes. Comment peut-on expliquer l'intermittence des accès avec l'hypothèse des fermentations ? Doit-on admettre que dans cette espèce de maladies infectieuses la fermentation apparaît, puis s'arrête, puis reparaît pour s'arrêter encore et ainsi de suite ? Peut-on comprendre ainsi des actes fermentatifs ? A cette idée il est facile d'opposer des exemples tirés des fermentations ordinaires, et qui sont, pour ainsi dire, de connaissance vulgaire. Ne voit-on pas les vins présenter des fermentations successives et de même nature séparées l'une de l'autre par un temps plus ou moins long ?

En raison de tous ces faits, je crois que l'opinion qui considère les maladies infectieuses comme des fermentations internes peut être admise, dans l'état actuel de la science, puisque par l'étude que je viens d'en faire, nous trouvons des analogies entre les ferments et les agents infectieux, entre les matières fermentescibles et le sang, entre les phénomènes de la fermentation et les maladies infectieuses.

CHAPITRE III

LES MALADIES INFECTIEUSES SONT-ELLES DES MALADIES PARASITAIRES ?

Le chapitre que je désigne sous ce titre, est consacré à l'examen de la doctrine qui veut que les maladies infectieuses soient des maladies parasitaires, c'est-à-dire qu'elles soient produites par des organismes vivants qui, ayant pénétré au sein de l'économie, y déterminent, par leur développement et leur multiplication, les désordres qui constituent précisément ces affections; absolument de la même manière que les acares donnent lieu à la gale, que les trichines sont la cause de la maladie connue sous le nom de trichinose. Il s'agit donc, comme on le voit, d'examiner ici ce que peut avoir de fondé la doctrine pathologique connue sous le nom de *Pathologie animée*.

Vouloir faire de toutes les affections dont la nature intime nous échappait des maladies parasitaires, est une idée qui s'est produite déjà un certain nombre de fois dans la science. Émise par le P. Athanase Kircher et Hauptmann, au commencement du XVIIe siècle, cette doctrine fut défendue par Paullini, puis Hannemann. D'après ces auteurs, la plupart des maladies sont dues à la pénétration, dans l'organisme vivant, de vers invisibles, qui exercent sur lui, par leur présence et leur multiplication, une action pernicieuse. Bianchi veut que la cause de ces affections réside dans l'air où des essaims d'animalcules, qui sont transportés par les vents et qui s'arrêtent dans certaines contrées, y font naître ces épidémies souvent si meurtrières. Rédi partageait cette opinion; et Linné, qui le premier avait découvert l'acacus de la gale, pense, sans toutefois l'affirmer, que la dyssenterie, la syphilis, les maladies éruptives (variole, rougeole, scarlatine), la peste, et la plupart des maladies contagieuses, pourraient bien devoir leur origine à des acarus variés. Les agents de la contagion sont donc regardés comme étant doués de vie par l'illustre naturaliste; et nous voyons Nysander, un de ses élèves, développer sa doctrine et préconiser le musc comme remède efficace dans cette sorte d'affections. L'idée règne bientôt sans partage et, dès lors, toutes les maladies deviennent des maladies à vers, Bremser allant jusqu'à dire (Bremser cité par de Rance) : « J'entends, sous le nom de maladies vermineuses, un dérangement, ou bien une disproportion dans les fonctions des organes destinés à la digestion et à la nutrition; pendant la durée de ce dérangement, il se produit ou bien il s'accumule, dans le canal intestinal, des substances à l'aide desquels il peut se former, dans des circonstances favorables, des vers; mais cependant il n'y a pas nécessité absolue que cette formation doive en résulter. » La rage (Desault de Bordeaux), la syphilis

(Hartsoeker, Desault, Desdier), le tubercule et le cancer même, sont tributaires de la nouvelle théorie. Bientôt attaquée cependant, la doctrine de la pathologie animée succomba d'une manière définitive sous les coups de Vichmann, Sarconi, Sauvages, Pinel et Broussais; la réaction fut égale à l'action, et l'on en vint à abandonner d'une façon si complète cette manière de voir, qu'il fallut, comme le dit M. Verheyen, dans le *Nouveau Dictionnaire de médecine et de chirurgie vétérinaire* de MM. Bouley et Reynal, *redécouvrir* le sarcopte de la gale.

Les études microscopiques cependant donnèrent bientôt un point d'appui nouveau à la doctrine de la pathologie animée. Les découvertes se succédaient amenant la constatation, dans un grand nombre d'affections, d'organismes vivants, soit végétaux, soit animaux. Les noms de Bonnet, Rudolphi, Bremser, Hilton, Owen, Kuchenmeister, Sibold, Van-Beneden, Leuckart, Lebert, Bazin, Ch. Robin, sont là pour témoigner des progrès considérables qui furent faits dans l'histoire du parasitisme, tant végétal qu'animal. Plus tard, les infusoires furent rencontrés abondamment dans les produits d'un grand nombre de maladies; tout le monde connaît les bactéridies du charbon de M. Davaine, les bactéries de Tigri, de Signol et Megnin, enfin celles qui ont été décrites par MM. Coze et Feltz.

La tentative de restauration de la pathologie animée, faite en 1846 par Raspail, se reproduit donc de nos jours, mais elle s'appuie sur la présence réelle et incontestable des organismes inférieurs dans le sang des malades; c'est là, certainement, un argument considérable qu'elle invoque en sa faveur. Sans doute, il est des maladies où le parasitisme existe d'une manière certaine; la présence de l'acarus dans la gale, celle des spores de l'achorion dans le favus, celle des trichines dans la trichinose, alors que les troubles observés disparaissent avec la mort des parasites, sont des preuves suffisantes de la nature parasitaire de ces affections. Mais que, dans la variole, la scarlatine, le choléra et les typhus divers, l'on rencontre, dans le sang ou dans les produits morbides, des vibrions, des bactéries ou des spores de végétaux inférieurs (micrococcus), est-ce à dire que ce sont eux qui, précisément, sont la cause du développement de ces affections? Ne peuvent-ils pas en être tout aussi bien l'effet? Les germes répandus dans l'atmosphère ne peuvent-ils pas pénétrer l'organisme, alors que celui-ci leur offre des conditions propres à leur développement? Ne se peut-il pas faire que ce soient les microzymas normaux de M. Béchamp qui, sous l'influence de l'état pathologique apparu, se transforment en bactéries de diverses formes, ainsi que l'admet cet auteur? Ces questions montrent quelle réserve extrême on est obligé d'apporter dans l'examen de la doctrine de la pathologie animée. Elles prouvent qu'avant de porter un jugement, il est nécessaire de bien envisager tous les phénomènes qui se produisent ici. C'est précisément pour ces raisons, que dans ma thèse de concours d'agrégation (Strasbourg 1868) sur les zôonoses, j'ai classé les affections transmissibles des animaux à l'homme en deux groupes, que j'ai désignés sous les rubriques de maladies parasitaires vraies et de maladies parasitaires possibles.

La découverte de Cagnard de la Tour montrant l'organisation de la levure de bière, les travaux de Turpin, Schwan et Pasteur, enfin la doctrine vitaliste acceptée presque partout pour les phénomènes fermentatifs, sont autant de causes qui donnèrent une nouvelle impulsion à la pathologie animée, de telle sorte que les maladies infectieuses étant considérées comme des fermentations, on en a déduit immédiatement qu'elles étaient des maladies parasitaires, en se basant sur ce principe : *Les ferments sont des êtres vivants*. Mais si, dans la seconde partie de ce travail, j'ai admis que les affections en question sont, selon toute probabilité, de nature fermentative, je suis moins disposé à accepter, *pour toutes*, la dénomination de parasitaires, ainsi qu'on le verra par la suite de ce chapitre. Je rappellerai ici, d'une manière particulière, ce que je dis à propos de la fermentation : « En réalité, nous constatons que, dans certains cas, sous l'influence d'agents appartenant au monde organique, mais présentant l'état amorphe, les substances organiques se modifient rapidement ; que, dans certains autres cas, nous voyons les organismes inférieurs entraîner par leur présence des changements considérables dans la composition de ces mêmes substances organiques ; que ces changements se montrent avec plus de facilité, alors que les microzoaires ou les microphytes existent dans les matières fermentescibles ; mais que cependant ils peuvent se présenter, dans certaines circonstances, indépendamment de l'existence de ces êtres inférieurs. »

Mais il est des faits expérimentaux qui doivent être connus pour apprécier le rôle des organismes inférieurs dans la production des maladies infectieuses. En 1860, MM. Leplat et Jaillart présentèrent à l'Académie des Sciences le résultat d'expériences qu'ils avaient faites sur la septicémie. Injectant dans les veines et le tissu cellulaire des liquides provenant d'infusions végétales et dans lesquels se rencontrait un grand nombre d'infusoires, ils obtinrent des effets divers. Huit fois les animaux ne parurent incommodés en aucune manière, une seule fois la mort fut la conséquence des injections; aussi, voici comment ils exposèrent les résultats de leurs travaux : « 1° les vibrioniens provenant d'un milieu quelconque ne produisent aucun accident chez les animaux dans le sang desquels on les introduit, à moins toutefois qu'ils ne soient accompagnés d'agents virulents, qui, eux-seuls, sont responsables des effets fâcheux qui peuvent survenir; 2° si le véhicule injecté est putride et en trop grande quantité, il y a empoisonnement septicémique; mais il ne se développe pas de maladie virulente, puisque les mêmes phénomènes ne se reproduisent pas par l'injection du sang contaminé. » (Leplat et Jaillard, comptes-rendus de l'Académie des Sciences, 1er août 1860). MM. Coze et Feltz font remarquer ici avec raison que le genre de vibrioniens qui existaient dans les liquides injectés n'est pas spécifié par les expérimentateurs. « Quels étaients donc ces vibrioniens? étaient-ce des bactéries ou des vibrions très-mobiles? quels étaient ces agents virulents? ne seraient-ce point les bactéries qui, d'après nous, déterminent des accidents que les vibrions très-mobiles ne produisent pas? » (Coze et Feltz, *Recherches cliniques et expérimentales sur la présence des infusoires et l'état du sang dans les maladies infectieuses.* — Strasbourg, 1871.)

M. Richardson a également étudié cette question, et il semblerait, par les résultats de son travail, que les infiniment petits, notamment les vibrions, sont sans action sur les organismes vivants dans l'intimité desquels ils pénètrent. Ayant bu de l'eau dans laquelle il a fait pourrir des fragments de bœuf, et qui renferme des infusoires, il examine son sang à diverses reprises et constaté la présence des mêmes infusoires. C'était le *vibrio bacillus.* L'expérimentateur n'est incommodé en aucune façon, et cependant la quantité d'organismes inférieurs ingérés par lui est considérable, puisqu'il l'évalue lui-même au chiffre de 27 milliards.

Tels sont les faits qui semblent motiver la non-nocivité des organismes inférieurs introduits dans le sang; mais il est remarquable, comme le font observer MM. Coze et Feltz, que les organismes dont il est question ici sont des vibrions et non des bactéries.

Nous avons vu que la fermentation putride s'accompagne toujours de la présence des infiniment petits, et que, si l'on préserve de leur contact les matières organiques, elle ne se développe pas ; de plus, nous savons que dans la putréfaction on trouve des infusoires de diverse nature, les uns qui commencent l'acte fermentatif en s'emparant de l'oxigène, bactéries, les autres qui ne se montrent qu'après que les premiers (bactéries) ont rempli leurs fonctions, les vibrioniens ; ne serait-il donc pas possible que, dans les expériences citées plus haut, les vibrioniens restassent inoffensifs précisément parce que leur action n'a pas été préparée par celle des bactéries ? Quoiqu'il en soit, les maladies infectieuses qui proviennent de la décomposition des matières organiques animales présentent le caractère de la putridité, elles ont cet air de famille connu sous le nom d'état typhoïde, les altérations organiques qu'elles occasionnent sont presque toujours des inflammations à forme gangréneuse. La putréfaction reconnaît pour cause, au moins dans l'état actuel de la science, la présence des organismes inférieurs, et l'on rencontre ceux-ci dans le sang provenant des maladies dont il s'agit, je pense donc que toutes ces affections à caractère septique peuvent être considérées comme de véritables maladies parasitaires.

Toutefois une objection surgit ici : en admettant cette manière de voir, on est forcé d'admettre également des infusoires spécifiques pour chacune des maladies dont il s'agit, et ces infusoires spécifiques ne sont pas encore démontrés : au moins dans le plus grand nombre des cas De plus, comment se fait-il que les maladies en question, tout en présentant leur air général de parenté, puissent se différenciers pécifiquement les unes des autres? Comment se fait-il que dans une même salle d'hôpital, où il y a encombrement, l'on voit se développer de l'infection putride, de la pourriture d'hôpital, des érisipèles gangréneux, etc? N'y a-t-il pas là quelque chose d'inconnu ? Sans aucun doute ; mais ne savons nous pas que, même pour les ferments, la spécificité n'existe pas d'une manière complète ? que, suivant les milieux fermentescibles, l'on voit souvent les ferments agir de différentes manières? La spécificité donc résulterait, dans ces affections, des premiers terrains dans lesquels se trouvent placés les infusoires, et cette spécificité, une fois bien établie, se montrerait constante par la suite ; on le sait, les expériences de MM. Coze et Feltz ont prouvé que les agents septiques accroissent leur activité en traversant de nouveaux organismes. Au reste, en acceptant cette manière de voir, qui repose sur les études de M. Pasteur et sur les expériences de MM. Coze et Feltz et autres, je me trouve d'accord avec M. Chauveau, de Lyon, dont l'opinion en pareille matière fait autorité. Pour lui, en effet, les maladies septiques et septicoïdes, celles qui proviennent de la pénétration au sein de l'économie vivante des émanations fournies par les matières animales en décomposition, sont réellement des maladies parasitaires. Elles sont dues à la multiplication rapide dans le liquide sanguin des proto-organismes qui sont les agents de la fermentation putride et qui produisent dans cette humeur des modifications profondes, la plupart du temps amenant la mort, mais pouvant cependant être plus ou moins graves, suivant la quantité d'organismes ferments, suivant leurs espèces et suivant les sujets chez lesquels ils ont pénétré. Mais cependant, si j'admets pour les affections dont il s'agit ici la doctrine du parasitisme, je le fais en posant de grandes réserves, car, on l'a vu par ce que j'ai dit plus haut, bien des inconnues subsistent encore, bien des points restent à élucider, et même, certaines objections peuvent être faites au travail, si remarquable cependant, des expérimentateurs de Strasbourg.

On peut leur opposer, par exemple, qu'ils n'ont pas inoculé à leurs animaux des bactéries seulement, mais aussi en même temps d'autres substances qui pourraient parfaitement bien jouer le rôle de ferments solubles.

Les maladies dues aux émanations végéto-animales et végétales sont elles des affections parasitaires? Si l'on s'en tient aux recherches qui ont démontré dans le sang ou dans les humeurs des sujets atteints la présence d'organismes inférieurs, sans doute l'on peut dire d'emblée que le choléra, la dyssenterie, les fièvres intermittentes etc , etc., sont produites par ces organismes inférieurs. Si l'on tient compte des recherches faites sur l'air, les eaux des contrées où règnent ces affections et qui ont montré dans ces milieux, pour me servir de l'expression de M. Lemaire, tout un monde de microzoaires et de microphytes, alors la même idée apparaît à l'esprit. Mais si l'on veut aller plus loin, et voir si réellement les microzoaires et les microphytes sont les agents producteurs de ces maladies, il est difficile d'arriver à une idée juste, car les preuves manquent dans la science. Sans doute M. Hallier a pu reproduire dans du riz, en l'arrosant avec des selles cholériques, le micrococcus qu'il a trouvé dans ces matières cholériques; mais il n'a pas, à l'aide de ce micrococcus convenablement isolé, reproduit le choléra. Sans doute, M. Salisbury a démontré la présence des spores de palmellées dans les produits de sujets atteints de fièvres intermittentes, et il a pu refaire expérimentalement cette affection, en mettant des individus en contact avec les émanations provenant de la terre où se trouvent en abondance les palmellées; mais, dans les produits des fébricitants, on ne rencontre pas que des palmellées, et nous savons que M. Lemaire a trouvé dans l'air des marais des germes de toute sorte; nous savons de plus qu'il y existe de la matière organique amorphe, toutes substances qui peuvent jouer le rôle de ferments. Je ne puis donc ici me prononcer d'une manière complète, car les preuves, comme je l'ai dit plus haut, font défaut. Aussi m'est-il impossible d'accepter la théorie trop explicite qui a été proposée, avec réserve toutefois, par M. Le Diberder, de Lorient, pour l'explication des fièvres intermittentes. Cette théorie est ainsi conçue : « Il est facile d'imaginer que l'élément ou le principe essentiel contenu dans l'eau ou dans l'atmosphère des marais consiste en des animalcules ou en leurs ovules, analogues à ceux de la famille des éphémères. Ceux-ci pénètrent dans la masse sanguine soit par les voies digestives, soit par les voies respiratoires; ils s'y fixent et subissent la loi de leurs transformations.

« Ils s'y multiplient par ponte, après laquelle ils succombent. Après un nombre suffisant d'éclosions ils deviennent assez nombreux pour troubler l'économie Le frisson de l'accès a lieu au moment de l'éclosion d'une ponte suffisamment abondante.

« Ils absorbent rapidement l'hématosine; ils se repaissent des globules rouges du sang, puis ils meurent dès le début de la réaction, et au moment de leur fin ils déposent leurs ovules.

« L'intervalle qui sépare les accès est occupé par l'incubation.

« C'est au moment d'une éclosion nouvelle que commence le nouvel accès.

« L'intensité de l'accès est en raison du nombre des animalcules éclos. Si ce nombre est très-considérable l'accès devient pernicieux.

« Les récidives des fièvres sont dues à ce que le fébrifuge (qui agit comme parasiticide) n'a pas atteint tous les animalcules ou tous les ovules. Ceux qui ont résisté à son action se multiplient par de nouvelles pontes et les accès recommencent. »

En résumé, pour les deux classes de maladies infectieuses dont il s'agit ici, je crois pouvoir dire que ce sont des maladies de nature parasitaire possible, mais non encore démontrée.

Pour ce qui est des maladies infectieuses que j'ai désignées sous le nom de maladies virulentes vraies, la science aujourd'hui est plus avancée et, je le crois, il est permis de répondre plus explicitement ici; il s'agit, on le sait, des maladies telles que la variole, la scarlatine, la clavelée, le charbon, la syphilis, etc., etc. Dans la seconde partie de ce travail j'ai fait voir que dans toutes ces affections l'on rencontre, soit dans le sang lui-même, soit dans les produits morbides, des organismes inférieurs, bactéridies de M. Davaine, bactéries de MM. Coze et Felz, micrococcus de M. Hallier, etc. etc... Voyons donc si réellement ces organismes sont les causes efficientes des maladies dont il s'agit actuellement.

L'action propre des bactéridies de M. Davaine, dans la production du charbon, n'est pas admise par tout le monde, chacun le sait, et les expériences, qui à posteriori furent faites par M. Sanson, ne confirment pas la manière de voir de M. Davaine. Par ces expériences, en effet, M. Samson montre qu'à la vérité le sang des lapins auxquels on inocule le charbon, renferme toujours des bactéridies, mais que ce phénomène ne se présente pas toujours chez les ruminants auxquels l'on fait une semblable inoculation, bien que celle-ci soit suivie de mort. Il y a plus, pour cette espèce animale, alors que le charbon se développe d'une manière spontanée, la présence des organismes inférieurs n'est pas un fait constant; il en est chez qui l'on en trouve, il en est d'autres chez qui l'on n'en trouve pas. M. Chauveau du reste fait ici des remarques pleines de justesse scientifique. Pour lui, ce n'est pas faire de la science vraie que d'accorder la propriété d'agents virulents aux corpuscules étrangers (microzoaires et microphytes) que l'on trouve dans le sang ou dans les humeurs ayant le caractère de la virulence. Ces corpuscules, en effet, peuvent avoir été apportés par l'air ambiant où se rencontrent en quantité considérable les germes de toute sorte, puis s'être développés a posteriori dans les liquides organiques qui, par leurs modifications concommittentes, leur présentent dès lors un milieu favorable à leur vie. La constatation simple dans les liquides pathologiques d'organismes inférieurs ne suffit donc en aucune manière pour affirmer que ces organismes sont en réalité les agents de la virulence de ces liquides.

Il faut en appeler à l'expérimentation. Mais, même dans les recherches expérimentales, il est important de s'entourer des plus grandes précautions. Parce que l'on a injecté le sang ou les humeurs qui renferment les parasites, et que l'on a vu ceux-ci se reproduire chez les sujets mis en expérience, on n'est pas autorisé à dire que ce sont eux qui jouent le véritable rôle actif dans la manifestation de la maladie. Si l'on injecte du sang malade, en même temps que les bactéries ou autres organismes, on introduit dans le sang des sujets en expérience les globules rouges, les globules blancs, les globulins, et le plasma du sang, toutes parties qui certainement peuvent avoir une grande influence sur le développement expérimental de l'affection que l'on étudie. Si l'on injecte des humeurs virulentes, on fait également pénétrer le liquide de l'humeur et les éléments anatomiques qu'il renferme, leucocytes, cellules épithéliales, granulations moléculaires. L'expérimentation pratiquée dans ces conditions ne donne donc pas de résultat sérieux et, pour affirmer comme actifs les organismes inférieurs dans les maladies virulentes, il faudrait les isoler, puis les injecter et voir si par eux seuls ils sont susceptibles de produire des effets certains.

L'isolement des corpuscules en question est de la plus grande difficulté, les filtres sont traversés par eux. M. Davaine pour vaincre cette objection a imaginé de tenter l'isolement des bactéridies charbonneuses au moyen du placenta. Pour le faire, il injecte à une femelle pleine du sang charbonneux ; la mort s'en suit. Le sang de la mère renferme des bactéridies et il est apte à reproduire le charbon, ainsi que le montrent les nouvelles expériences faites avec lui ; le sang fœtal au contraire ne renferme pas de bactéridies et son injection n'amène pas la maladie. Une nouvelle objection se présente ici. Ce ne sont pas seulement les bactéries qui sont retenues par le placenta, mais cet organe empêche également le passage des globules rouges, des globules blancs et des globulins du sang de la mère qui peuvent, même dans le cas particulier, être considérés comme le principe actif de la virulence. M. Davaine tente également de séparer les bactéridies en traitant le sang par l'eau, et l'abandonnant ensuite dans un vase étroit et allongé. L'on sait que les hématies sont solubles dans l'eau et qu'en raison de leur densité les corpuscules solides tomberont au fond du vase. L'expérimentation faite avec le liquide des couches supérieures ne donne aucun résultat, tandis que celle faite avec le liquide des couches inférieures, dans lesquelles se trouvent les infusoires, est suivie de la manifestation de la maladie. Mais toujours la même objection peut être faite, car dans ce liquide des couches inférieures se trouvent aussi les leucocytes et les granulations moléculaires.

Si maintenant nous examinons la doctrine de la pathologie animée par rapport aux fièvres éruptives et aux autres maladies virulentes, nous avons à envisager la théorie de MM. Coze et Feltz qui, sans doute n'affirment pas que les bactéries soient les agents actifs des virus de ces maladies, mais qui semblent disposés à l'admettre ; puis la théorie de MM. Hallier et Salisbury qui rapportent ces affections (variole, vaccine, scarlatine, syphilis, etc...) à la présence de spores de microphytes, *micrococcus*, etc.

Du moment où la variole, la vaccine, la clavelée, etc., sont des affections parasitaires, il est forcé que chaque fois que l'on voit survenir soit spontanément, soit expérimentalement, ces affections, l'on rencontre dans le sang ou dans les humeurs virulents les organismes inférieurs qui en sont la cause efficiente. S'il n'en est pas ainsi, la théorie cesse de donner l'explication de tous les cas, elle est fausse; or, si fréquemment on trouve dans le sang des varioleux, dans la lymphe vaccinale, dans l'humeur des boutons de la variole, des bactéries, on ne les rencontre cependant pas toujours, et M. Chauveau affirme que si l'on prend de la lymphe sur un bouton encore à sa période d'augment, vers le cinquième ou le sixième jour, et qu'on la recueille, de manière à éviter le contact de l'air, grand réceptable de tous les germes, on n'y trouve rien qui puisse être considéré comme des animalcules ou des microphytes. Dans un très-grand nombre de cas de variole, l'examen du sang et l'examen du liquide des pustules ne montrent pas d'organismes inférieurs. Voici des résultats que j'ai obtenus moi-même dans l'étude du sang et des pustules varioliques. Après avoir lavé les plaques de verre qui devaient me servir à l'examen microscopique, d'abord à l'eau distillée, puis à la benzine, puis à l'éther, je recueillais du liquide des pustules vers le cinquième et le sixième jour de l'éruption et dans un grand nombre de cas, huit sur vingt, j'ai noté ce qui suit : on ne trouve à 850 diamètres, avec l'excellent microscope n° 2, de Nachet, que je possède, aucun infusoire. Il en est de même si l'on se sert de l'objectif à immersion permettant d'obtenir un grossissement de 1300 diamètres, avec vue très-distincte à la lampe à pétrole. Dans ces cas, de fines granulations moléculaires protéiques, mesurant un millième de millimètre, se voient dans le liquide, souvent elles sont réunies entre elles de manière à former de véritables îlots. Dans le sang de ces malades, je n'ai pas davantage rencontré d'organismes inférieurs.

M. Chauveau donne des résultats semblables pour les affections dont il a étudié les humeurs virulentes, clavelée, morve, farcin. Les expériences de MM. Coze et Feltz, qui ont amené la reproduction des maladies virulentes chez les sujets auxquels ils injectaient du sang varioleux, scarlatineux, ne prouvent du reste rien pour la question qui nous occupe, car dans ces injections la séparation des diverses particules solides n'a pas été pratiquée.

Pour M. Hallier, ce sont des microphytes du genre micrococcus qui sont les principes actifs de la virulence; ces végétaux sont soumis aux lois de la génération alternante, et peuvent ainsi produire les bactéries que l'on rencontre dans le sang et les humeurs des sujets atteints d'affections de cette nature. Mais quelles preuves de sa manière de voir nous donne le professeur d'Iéna? Aucune. A la vérité, il cultive sous des cloches les différentes spores qu'il a examinées, mais ces cultures ne prouvent absolument rien dans la question. Ce qu'il était important de faire, c'était d'isoler ces spores, puis de les inoculer à des sujets mis en expérience; de cette manière on aurait pu affirmer quelque chose. Bien plus, M. Chauveau affirme qu'il est de toute impossibilité de reproduire les maladies virulentes en inoculant soit le *pleospora herbarum* pour la clavelée, soit la *torulla refucens* pour la vaccine, soit enfin le *mucor mucedo* pour la peripneumonie bovine.

On le voit, d'après ce qui précède, les maladies virulentes ne peuvent pas être considérées comme des maladies parasitaires, malgré la présence dans le sang ou dans les humeurs pathologiques, des organismes inférieurs que l'on y rencontre; et cependant je les ai regardées comme des fermentations. Ce que j'ai dit des recherches de M. Chauveau montre que les granulations élémentaires renfermées dans les humeurs virulentes sont bien véritablement les agents producteurs de ces affections. Or, ces granulations se rapprochent précisément des microzymas de M. Béchamp. Ceux-ci sont chargés, tant à l'état physiologique qu'à l'état pathologique, de secréter les zymases spéciales à chaque action fermentative ; il est donc juste d'envisager ici les maladies virulentes comme devant leur cause à des éléments anatomiques ayant subi une certaine altération spéciale, et secrétant, par le fait, une zymase modifiée dans un sens particulier. La doctrine parasitaire ne peut donc être admise en aucune façon ici, qu'elle soit animale ou végétale; et les infiniment petits, que l'on rencontre alors dans les humeurs de l'organisme, proviennent, soit de l'air et se sont développés en raison de la modification qui leur a fait de ces humeurs même un milieu convenable, soit encore de la transformation des granulations moléculaires ou microzymas en bactéries, transformation admise par M. Béchamp. Il est, au reste, un fait qui se produit fréquemment dans certaines affections virulentes, la variole, par exemple ; c'est l'apparition de l'élément putride dans le courant de la maladie. Les varioles hémorrhagiques d'emblée paraissent, à mon sens du moins, revêtir plus spécialement ce caractère. Dans ces cas, la présence des infusoires est facile à concevoir, puisqu'à la fermentation variolique vient se joindre la fermentation putride.

Quant aux maladies qui reconnaissent pour cause l'absorption des venins, bien que M. Halfort ait crùt pouvoir dire qu'elles sont dues à la présence dans les liquides venimeux, de parasites qui, par leur multiplication rapide au sein de l'organisme atteint, absorbent l'oxygène et entraînent l'asphyxie par le fait; il est difficile d'admettre une semblable interprétation, quand on songe à l'origine de ces liquides qui sont normaux pour certaines espèces animales. La théorie que j'ai adoptée dans la seconde partie de ce travail me semble plus rationnelle.

En résumé, des maladies infectieuses, celles-là qui ont le catactère septique et septicoïde, sont réellement des affections parasitaires; celles qui reconnaissent pour cause les émanations végétales et végéto-animales, sont peut-être parasitaires, mais la démonstration n'est pas faite; celles dues au virus et aux venins, ne sont nullement parasitaires, à monis qu'elles ne se compliquent de l'élément septique, mais alors elles ont une origine mixte.

FIN.

1834. — Tours, imprimerie LADEVÈZE, rue Chaude, 4.

NOTA :

Tous les chiffres des analyses du sang que l'on trouve cités dans ce travail, ont été empruntés au livre de MM. Coze et Feltz, intitulé : *Recherches cliniques et expérimentales sur la présence des infusoires et l'état du sang dans les maladies infectieuses.* (Strasbourg, 1871.)

ERRATA :

Page 7 : *De Rauce*, lisez *de Rause*, ainsi que partout où se trouve cité cet auteur.

Page 55 : En 1848, *Budd* montre, lisez : en 1848, *Fuchs* montre.

www.ingramcontent.com/pod-product-compliance
Ingram Content Group UK Ltd.
Pitfield, Milton Keynes, MK11 3LW, UK
UKHW020402230726
13925UKWH00003B/1225